青少年预防艾滋病健康读本

主　编：张玉梅

副主编：张红莉　谢建军

甘肃科学技术出版社

图书在版编目（CIP）数据

青少年预防艾滋病健康读本 / 张玉梅主编. -- 兰州：
甘肃科学技术出版社，2014.5（2023.9重印）
ISBN 978-7-5424-1910-1

Ⅰ.①青… Ⅱ.①张… Ⅲ.①获得性免疫缺陷综合征
-预防（卫生）-青少年读物 Ⅳ.①R512.910.1-49

中国版本图书馆CIP数据核字（2014）第062219号

青少年预防艾滋病健康读本

张玉梅　主编

责任编辑　刘　钊
封面设计　冯　渊

出　版　甘肃科学技术出版社
社　址　兰州市城关区曹家巷1号　　730030
电　话　0931-2131572（编辑部）　0931-8773237（发行部）

发　行　甘肃科学技术出版社　　印　刷　三河市铭诚印务有限公司
开　本　850mm×1168mm　1/32　印　张　8.25　插　页　1　字　数　216千
版　次　2013年1月第1版
印　次　2023年9月第4次印刷
印　数　5001~6050
书　号　ISBN 978-7-5424-1910-1　　　　定　价　128.00元

序

我国自 1985 年首次报告艾滋病病例以来，艾滋病疫情逐渐扩散蔓延，并从高危人群向普通人群扩散。流行趋势呈现出总体低流行态势，已经成为威胁人类健康的重要疾病之一，已引起了人们越来越多的关注。目前，艾滋病还是一种可防不可治愈的疾病，但我们不必谈"艾"色变，更不能漠然视之。关注艾滋病、了解艾滋病、预防艾滋病，不仅应该成为每一个医务工作者的职责，更应该成为每一个社会公民的义务。

青少年是祖国的未来，肩负着中华民族复兴的重任，让他们健康的成长，帮助他们树立正确的世界观、人生观、价值观，意义重大而深远。这本《青少年预防艾滋病健康读本》，从常识和身边事入手，以科普宣传为目的，简明扼要地传递给青少年科学、准确的信息，融科学性、系统性、实用性、趣味性于一体，通俗易懂，让广大青少年全面系统地了解艾滋病的起源、危害、流行以及相关政策和法律法规等常识性的知识，帮助广大青少年正确面对艾滋病，增强预防艾滋病的责任意识，让他们成为预防和控制艾滋病的重要群体，必将对全民预防和控制艾滋病起到积极而重大的作用。

2013 年 12 月

前　言

　　当今，艾滋病已成为危害人类健康的重大公共卫生问题之一，我国面临的艾滋病防治问题也不容乐观。甘肃省自 1993 年发现并报告首例艾滋病病毒感染者，随后感染人数在全省范围内迅猛增长，到 2011 年年底，全省报告的艾滋病病毒感染者已达 1074 例，尤其令人关注的是，感染者中 89.7% 为 15～40 岁的青壮年。

　　青少年正处于青春发育阶段，是社会最充满活力的群体，他们思想活跃、情感丰富、好奇心强、具有冒险精神、敢于尝试新鲜事物，因而对青少年开展健康教育，正确引导他们的婚恋观、家庭观，树立健康的性观念，对于营造有利于艾滋病防治的社会环境，阻断艾滋病流行与传播有着不可低估的作用。

　　本书主要针对艾滋病的严重社会危害和公众对艾滋病相关知识的欠缺以及存在的恐慌或侥幸、麻痹心理，从常识和身边事入手，以科普宣传为目的；简明扼要地传递给读者科学、准确的信息；融科学性、系统性、实用性、趣味性于一体，通俗易懂。让青少年全面系统地了解艾滋病的起源、危害、流行、防治以及相关政策和法律法规等常识性的知识，达到宣传教育、普及知识的目的。本书如果能在中小学生、大学生、教师及基层医务工作者中得到推广应用，编者将感到不胜荣幸。

　　本书在编写过程中得到了甘肃省疾病预防控制中心程建华主任医师、性病艾滋病防治科的专家、同事的热情帮助；白银市疾病预防控制中心的领导、同事的大力支持和帮助，在此一并感谢！

　　值此，在本书付梓之际，我谨向为本书付出艰辛劳动的各位编者和审阅专家表示衷心的感谢！

　　限于编者水平有限，加之时间紧迫，书中难免有疏漏乃至错误之处，恳请同道不吝赐教。也希望广大师生在使用该读本的过程中对发现的问题及时给予指正。

编者

2013 年 12 月

目　录

第一章　艾滋病基本知识

第一节　什么是艾滋病

艾滋病的医学全称是"获得性免疫缺陷综合征"（英文缩写为 AIDS），是人类免疫缺陷病毒（英文缩写为 HIV，又称艾滋病病毒）侵入人体后发生的一种病死率极高的严重传染病。

人体的免疫系统就像一个国家的军队及警察，一旦遭到破坏，人体对来自内部的癌细胞及来自外部的细菌、病毒等病原体就丧失抵抗能力，继而发生各种感染（医学称为"机会性感染"）或肿瘤。所谓"综合征"的意思就是说艾滋病不是单一一种症状，而是复杂多样的一组症状的表现，最终导致死亡。艾滋病病毒专门攻击和破坏人体的免疫系统。

感染了艾滋病病毒的人（即体内已有艾滋病病毒的人），在免疫功能还没有受到严重破坏，没有出现明显临床症状前，被称为艾滋病病毒感染者（或称艾滋病病毒携带者，又可简称为艾滋病感染者）。艾滋病病毒感染者看上去与常人没有什么区别。当人体的免疫系统受到艾滋病病毒严重破坏，出现各种机会性感染或肿瘤时，称为艾滋病病人。

艾滋病病毒感染者和艾滋病病人都具有传染性。艾滋病病毒进入人体一段时间后，人体血液中可产生一种被称为艾滋病病毒抗体的物质，通过实验室检测，如果在一个人的血液中查出这种抗体，就表明这个人感染了艾滋病病毒。

目前还没有根治艾滋病的药物，也无有效的疫苗，但已有较好的治疗办法，能有效地延长患者的生命，提高其生活质量。艾滋病病毒经性接触、血液和母婴三种途径传播，采取积极措施，完全可以预防和控制艾滋病的传播。

第二节　艾滋病的窗口期和潜伏期

1. 艾滋病的窗口期

从艾滋病病毒进入人体血液，到人体产生针对该病毒的抗体，并能用现有常规检测方法检查出艾滋病病毒抗体之前的这段时期，称为窗口期。窗口期通常为2周至3个月，少数人可达半年或过长时间。处于窗口期的艾滋病病毒感染者，用常规方法在其血液中查不出病毒抗体，但具有传染性。因此怀疑感染艾滋病病毒而初筛检查阴性者，应于3个月后复查或进行艾滋病病毒核酸检测。

2. 艾滋病的潜伏期

从艾滋病病毒侵入人体到出现临床症状之前（包括窗口期）这段时间称为艾滋病的潜伏期。处于潜伏期的感染者没有任何症状，但具有传染性。一部分人感染艾滋病病毒后，最初会出现一些感冒样症状，一般持续2～3周，可自行缓解。在未治疗的情况下，艾滋病的平均潜伏期为7～10年，其中有部分感染者发展迅速，潜伏期可短至2～3年；还有部分感染者发展缓慢，潜伏期可延长到12年以上。

第三节　艾滋病的发现

艾滋病亦称获得性免疫缺陷综合征，是由人类免疫缺陷病毒感染引起的以T淋巴细胞免疫功能缺陷为主的一种免疫缺陷病。近几十年来，人类社会中，出现了几十种新的传染性疾病。其中，艾滋病可能是给人类带来危害最大的一种传染性疾病。

1980 年，美国洛杉矶加州大学医学中心发现一例男性同性恋患者有奇特的疾病。1981 年 6 月，美国疾病控制中心在《发病与死亡》周刊上首次报道洛杉矶地区有 5 名男性同性恋者患上了卡氏肺囊虫肺炎，此后，这种因免疫缺陷导致的症候群逐渐引起了医学界的广泛关注。同年 7 月，美国又在同性恋人群中发现了 26 例罕见的卡波氏肉瘤(Kaposi samoma)。截至 1982 年底，美国陆续有 30 多个州报道了 800 例以上的病例，患者从男性同性恋者和静脉吸毒者扩大到海地移民、血友病病人和受血者，尤其是以上高危人群的性伴侣和子女。流行病学资料提示这是一种新的传染病。这种传染病以与机体免疫缺陷相关的一系列临床症状为特征，这种新的传染病的病原体通过污染的血液或性接触传播。1982 年，美国疾病控制中心将这种新发现的疾病命名为获得性免疫缺陷综合征，简称为 AIDS，中文译名为艾滋病。在当时的报告中，美国疾病控制中心指出艾滋病是由不明原因的细胞免疫缺陷引起的卡波济式肉瘤、卡式肺囊虫肺炎和其他严重的机会性感染。

第四节　　艾滋病病毒的发现

这种新的疾病传播很快，在美国发现后很快在欧洲也有发现。很多科学家都开始研究这种病的病因。在 1983 年 5 月出版的《科学》杂志上，法国巴斯德研究所肿瘤病毒研究室主任蒙塔尼尔(Montagnier)教授及其同事从一男性同性恋者的淋巴结中分离到一株新反转录病毒，命名为淋巴腺病相关病毒。

1983 年 2 月，美国国立卫生研究院加洛教授领导的研究小组分离出 I 型和 II 型两种人嗜 T 淋巴细胞病毒。1984 年 5 月，该小组从艾滋病病人体内分离出与人嗜 T 淋巴细胞病毒 I 型和 II 型类似的新型反转录病毒。命名为人嗜 T 淋巴细胞 III 型病毒。

法国巴斯德研究所肿瘤病毒室主任乐克·蒙特尼尔(Luc Montagnier)博士等率先在《科学》杂志上刊登了他们的研究成果。

1986 年国际微生物学会及病毒分类学会将这些病毒统一命名为人类免疫缺陷病毒。2008 年，法国巴斯德研究所的蒙特尼尔博士因为最早分离到 HIV，而荣获诺贝尔医学奖。

HIV 是一种能在人的血液中生存并以 CD4 + T 淋巴细胞为主要攻击目标的病毒；迄今为止，全球流行的 HIV 根据血清学反应和病毒核酸序列测定可分为 HIV-1 和 HIV-2 二型病毒。我国以 HIV-1 型流行为主。现代免疫学理论告诉我们，一旦人体免疫机能严重受损，人体不但失去对有害病菌的防御能力，而且一些本来无致病能力的病原微生物也可在人体内大量繁殖，导致机体发病。人体感染上 HIV 后，病人因抵抗疾病的能力极度下降而百病丛生，以致患上特殊的肠炎、肺炎、脑炎及其他感染或恶性肿瘤等多种疾病，最后因长期消耗，骨瘦如柴，衰竭而死。

第五节　　艾滋病病毒是如何传入我国的

1985 年 6 月初，八达岭长城景致迷人，游人如织。美籍阿根廷旅游者阿斯克墨西纳来到这里，实现了他的一大愿望。但正当他兴致勃勃，举步攀登时，突然晕倒在地。事后，由于病情发展，他被迫走进协和医院就诊。

尽管中国医生对阿斯克墨西纳进行了及时的抢救和治疗，但病人还是很快就死于重症肺部感染和呼吸循环衰竭。其间，经与其在美国的家人联系，才知道此人有同性恋史，在美国已确诊为艾滋病。这次到中国旅行是他早有准备的一次绝命之旅。中国医生经过对他进行血清学检验，完全证实他死于艾滋病。这个备受病魔痛苦折磨而死的"老外"，结束了中国"无艾"的历史。在此之前，艾滋病已在世界横行 4 年，共有 70 多个国家报告发现了艾滋病。而我国 960 万平方公里的国土还是一块纯净的大陆。但有识之士指出，改革开放以后，人民的生活复杂多样，国际交往日益频繁，艾滋病传播的所有可能性在中国都存在。我国艾滋病流行历史可划分为 3 个时期：

1. 1985～1988 年被称为输入散发期

以艾滋病病毒感染者和艾滋病病例高度分散为其特征，全国艾滋病报告病例仅为 19 例，大多集中在沿海地区，除 4 名浙江省血友病人使用了被 HIV 污染的进口Ⅷ因子而感染之外。其余均为外国人或海外华侨 属境外输入性，病毒由此而来。中国有了艾滋病的踪影 -- 这不仅使盲目乐观的人哑然，更牵动了社会的忧虑。

2. 1989～1994 年被称为局部流行期

1989 年 10 月，一则电视新闻吸引了人们的注意力：卫生部门正式向公众公布，我国在性病患者中首次发现艾滋病病毒感染者。这是一男性青年，在北京某副食品商场当售货员。据查，此人两性关系混乱，还多次与外国人有同性恋行为，他是在治疗性病时被发现的。医院刚刚确认此事，就四处寻找他。但遗憾的是，他已先行一步，到了国外，医疗部门也无从查验与他有性行为的人是否也被感染。

从艾滋病的发病情况看，城市患病机会多于农村。人们通常也认为艾滋病是都市病、时髦病，对老实、本分、社交不多的农村人不必担心。然而，一个特例出现了。1989 年 10 月，云南省卫生防疫部门在滇西边境部分农村地区进行了规模不大的艾滋病血清学监测，很快就确诊已有 146 人成为病毒感染者。这一地区临近世界最大的毒品产销地之一，罪恶的"金三角"地区。这里的许多边民长期以来就沾染了吸毒的恶习。由于吸毒时共用不洁的注射器，导致病毒侵入和迅速传染。这是我国大陆首次在边远的农村地区和吸毒者中发现艾滋病病毒感染者。

　　面对国内不断出现的病毒感染者，还有人曾经庆幸，艾滋病还没有夺去一个中国人的生命。然而现实又一次发出警告，1990年8月间，一名曾为他人除却病痛的医生在北京某医院死于艾滋病。这位资历颇深的医生成为中国死于艾滋病的第一人。他生前多次出国，现已证明是在国外染病的。病发后，病人经过了几个月的肺部反复感染，最终在昏迷状态中死去。

　　至此，短短几年时间，艾滋病发生的几种可能在我国几乎都已出现，这不仅意味着艾滋病已突破国门，尤其可怕的是，在尚能数得清的病例和病毒感染者出现以后，一种危险的发展趋势开始威胁到中国人。

　　与艾滋病在世界范围内的发病状况相比，我国目前仍是发病最低的国家之一，其病例发生类型尚属高发地区传入病例或与高发地区病例有性接触史及应用被感染血液及其制品而感染发生的。但医务部门通过对过去几年的发展情况进行分析，明确指出，目前，除从国外传入是一主要传染渠道外，吸毒、性乱等国内传播因素逐渐增多，成为又一主要传染途径，局部地区疫情严重。

　　由于阿斯克墨西纳之死给中国带来了艾滋病的阴影，我国开始制定一系列防治措施，努力控制外来传染的可能。但国外艾滋病猖獗，日胜一日，来华外国人中的病毒感染者和发病者不断增多，增加了传入的机会。在阿氏之后，又有一香港厨师于1987年3月死于福建省某医院。同年7月，美国编辑、38岁的单身汉布伦特在云南旅游时发病，被确诊为艾滋病患者，并立即出境。

　　1985年以来，一直不断有病毒感染者进入中国，给中国带来了极大的潜在危害。1989年12月，河南、广西有报告说，在外国61名来华进修人员中，竟然有13人是艾滋病病毒携带者。

　　在对外交流过程中，也有中国人在国外感染艾滋病病毒，使艾滋病更容易传入国内。现已发现有两名归国人员携带病毒。正当艾滋病在我国星星点点出现时，特别值得注意的是，我国已形成艾滋病高危人群。如近几年国内日益增加的性病患者，云南省出现的相当数量的吸毒者，与外国人草率地发生性关系的人和多性伴侣者都成为最容易受到艾滋病侵害的人。

在云南省吸毒地区，可能性早已变成严酷的现实。在一些边境县，吸毒者中感染病毒的人每天都在增加，速度惊人，该地区已成为我国艾滋病疫情最严重的地方。1989年底在云南发现了146例病毒感染者，而到1990年9月，已确诊了368例。

3. 1995年至今被称为广泛流行期

静脉注射吸毒人群中的HIV流行已在云南、广西、新疆、四川等更多地区出现，快速发展到大部分省（自治区、直辖市）；以中部省份为主的非法采供血（浆）人群发生HIV感染，并经人口流动和第二代传播扩散至更广大的地区；部分沿海地区和中心城市的性乱人群中HIV感染率也越来越高。近几年，出于各种各样的动机，与外国人轻易发生性接触的人也很多。当一位外国男子在中国被确诊感染了艾滋病病毒后，他漫不经心地说，他来中国不到半年，就与6名中国妇女发生过性行为。这无疑是在这6人中间埋下了定时炸弹，随时都可能爆炸开来，危及他人。

第六节 艾滋病的临床分期

从感染艾滋病病毒到发展为艾滋病病人有一个过程，早期感染可无临床表现，常称为潜伏期。感染后期因免疫缺陷而发生多系统、多器官、多种病原的机会性感染、恶性肿瘤、中枢神经系统病变，因此艾滋病病毒感染者的临床表现是多种多样的。目前最常用的临床分类标准为急性感染期、无症状艾滋病病毒感染期及艾滋病期。

1. 急性感染期

感染艾滋病病毒后有 10%～15% 的人在 1～6 周后可出现一些非特异性的症状和体征，主要临床表现有发热、乏力、咽疼、全身不适等上呼吸道感染症状。个别有头痛、皮疹、脑膜炎、或急性多发性神经炎。颈、腋及枕部有肿大淋巴结，类似传染性单核细胞增多症。肝脾肿大。2～4 周后自行缓解。

2. 无症状艾滋病病毒感染期

从感染艾滋病病毒开始，到出现艾滋病临床症状和体征的时间为无症状期，又称艾滋病的潜伏期，此期无任何临床症状，可检测到低浓度的艾滋病病毒，同样具有传染性。潜伏期的长短因机体感染病毒的数量、感染途径、个体免疫和营养状况等的不同而有差异，短至数月，长至 20 年以上，一般为 7～10 年。

3. 艾滋病期

潜伏期后开始出现明显的与艾滋病有关的症状、体征，主要表现(1)为持续不规则低热大于 1 个月；(2)持续性全身性淋巴腺病(不明原因的腹股沟以上或两处以上的淋巴结肿大，持续 3 个月以上)；(3)慢性腹泻大于 3~5 次／日，3 个月内体重下降大于 10%；(4)合并有口腔念珠菌感染；(5)卡氏肺孢子虫肺炎；(6)巨细胞病毒（CMV）感染；(7)弓形体病，隐球菌脑膜炎；(8)进展迅速的活动性肺结核；(9)皮肤黏膜的卡波济氏肉瘤；(10)淋巴瘤等。有些还可以出现痴呆症。由于机体免疫功能被破坏，各种致命性机会性感染、肿瘤及艾滋病病毒相关性脑病极易发生。病变可表现在口腔、肺、消化系统神经系统、内分泌系统、皮肤、眼、关节、肾脏、心脏等。

第二章　艾滋病流行现状

第一节　艾滋病在全球的流行现状

自 1981 年以来，艾滋病逐渐向全球蔓延，在流行地域、传播途径和受害人群等方面，都发生了很大的变化。在 20 世纪 80 年代初期，即艾滋病流行早期，艾滋病病例报告主要来自于北美和欧洲等个别发达国家，特别是美国、法国等。感染者主要是男性同性恋者、吸毒者和血友病病人。亚洲的艾滋病疫情发展相对比较晚，首先受到关注的是泰国。中国的艾滋病流行与亚洲同步，疫情比较特别，流行始于农村，逐渐向城市蔓延。这些疫情信息，当时给人们一种错误的认识，认为艾滋病是发达国家的传染病，是由于生活堕落而造成的一种特殊传染病。因此，艾滋病被称为"世纪瘟疫"、"超级癌症"和"世纪杀手"，它在世界范围内的传播越来越迅猛，广泛分布于全球 5 大洲 210 多个国家，严重威胁着人类的健康和社会的发展。联合国艾滋病规划署执行主任米歇尔?西迪贝说"毫无疑问，艾滋病改变了世界"。

自 1981 年美国发现世界上首例艾滋病病例以来，艾滋病在全球一直以惊人的速度蔓延，据联合国艾滋病规划署提供的全球艾滋病疫情资料表明，2010 年全球大约有 3400 万艾滋病毒携带者，新增病毒携带者约 270 万。撒哈拉以南的非洲地区仍是目前全球 HIV 感染最严重的地区。如今，三十年已过，弹指一挥间，迄今它已夺走全球近 2500 万人的生命。2005 年全球艾滋病死亡人数高达 220 万人，此后，死亡人数持续下降，到 2010 年，降至大约 180 万人。全球艾滋病病毒新增感染病例在过去十年间减少了 15%，与艾滋病相关的死亡人数在五年中下降了 22%。
自 2003 年以来，中低收入国家共有 665 万人接受抗逆转录病毒
治疗，也就是说，需要获得治疗的人当中有半数能够获得治疗。
在所有携带艾滋病毒的孕妇中，有 48%能够获得有效的抗逆转录
病毒治疗，以防止病毒在母婴之间传播。全球疫情最严重的地区
为撒哈拉以南非洲地区，约 68%的艾滋病毒携带者生活在这里。
该资料同时表明，2010 年新增艾滋病感染人数以及与艾滋病相
关死亡人数较以往有所下降，艾滋病防控行动取得了很大进展。
2005 年 11 月 26 日，在印度北部城市昌迪加尔，一群来自非政
府组织的志愿者点起蜡烛宣誓阻止艾滋病蔓延。艾滋病防控在全
世界越来越受到关注和重视。

第二节　　我国艾滋病流行现状

1. 全国艾滋病疫情依然呈低流行态势，部分地区疫情严重

自 1985 年中国发现首例艾滋病病人以来，中国艾滋病感染
人数逐年上升。目前，从全球艾滋病疫情来看，我国的艾滋病病
毒感染者和病人数约占全球的 2%，仍属于低流行国家；从整体
疫情看，我国艾滋病感染依然呈上升趋势，但增速减缓。截至
2011 年 9 月底，我国累计报告艾滋病病毒感染者和艾滋病病人
42.9 万例，其中病人 15.4 万例，死亡 8.8 万例，据我国卫生部与
世界卫生组织和联合国艾滋病规划署联合疫情估计，目前，我国
艾滋病病毒感染人数为 78 万，其中经异性传播占 46.5%，经同
性传播占 17.4%。异性传播多分布在艾滋病流行较严重的省份，
同性传播多分布在大、中城市及流动人口集中的地区。经注射吸
毒传播占 28.4%，其中，云南、新疆、广西、广东、四川、贵州
6 省（自治区）注射吸毒人群中艾滋病病毒感染估计数都在 1 万
人以上，6 省（自治区）注射吸毒人群艾滋病病毒估计数，占全

国该人群估计数 87.2%。经既往有偿采供血、输血或使用血制品传播占 6.6%，经既往有偿采供血、输血或使用血制品传播占 6.6%，其中，河南、安徽、湖北、山西 4 省估计数，占全国该人群艾滋病病毒估计数的 92.7%。经母婴传播占全国艾滋病病毒感染者估计数的 1.1%。截至 2011 年底，估计中国存活艾滋病病毒感染者和艾滋病病人 78 万人（62 万～94 万人）中，女性占 28.6%，全人群感染率为 0.058%（0.046%～0.070%）；其中 AIDS 病人 15.4 万人（14.6 万～16.2 万人）；估计 2011 年当年新发 HIV 感染者 4.8 万人（4.1 万～5.4 万人），艾滋病相关死亡 2.8 万人（2.5 万～3.1 万人）。

艾滋病病毒感染估计数超过 5 万人的省份有 5 个，占全国估计总数的 60%，低于 5 千人的省份有 12 个，占全国估计总数的 4.8%。从病例报告情况来看，截止 2011 年 9 月底，全国 31 个（自治区、直辖市）均有疫情报告，有 93.0% 的县区报告了艾滋病病毒感染者和病人。不同省份的疫情报告数差异较大。其中云南、广西、河南、四川、新疆和广东。累计报告在前 6 位。各类人群的艾滋病病毒感染率差别也较大，吸毒人群（特别是静脉注射吸毒者），感染率最高，且有明显的地域差别，据调查资料显示：云南、新疆、四川、广西、贵州、广东等省份艾滋病病毒阳性率较高。

2. 艾滋病病毒感染者和病人数量继续增加，但新发感染人数保持在较低水平

根据卫生部的统计，2011 年存活的艾滋病病毒感染者和病人继续增加，与 2009 年相比增加了 4 万人，但新发感染控制在较低水平。存活艾滋病病人数明显增加的原因主要有两个方面：一是多年积累的艾滋病病毒感染者陆续进入临床发病期；二是近年来我国政府不断加大艾滋病防治工作力度，全面落实"四免一关怀"政策，减少了艾滋病相关死亡，延长了艾滋病病人的生存

时间，截至 2011 年 9 月底，抗病毒治疗覆盖率由 2009 年的 62.0%上升到 2011 年的 73.5%。而我国政府贯彻"四免一关怀"防治策略和《中国遏制与防治艾滋病行动计划》的落实，强化了对高危人群采取的一系列干预措施，有效控制了二代传播，使得新发感染人数控制在了较低的水平。

3. 既往艾滋病病毒感染者陆续进入临床发病期，艾滋病发病和死亡增加

艾滋病疫情报告显示：我国每年新发现的艾滋病病人数和由艾滋病病毒感染者转化为艾滋病病人数均呈上升趋势，2011 年发现的艾滋病病人数为 36927 例。每年报告的艾滋病死亡人数由 2007 年的 5544 例到 2011 年的 19247 例，也明显的逐年上升。

4. 传播途径以性传播为主，所占比例继续增高

2011 年估计的 78 万艾滋病病毒感染者和艾滋病病人中经性传播达到了 63.9%，比 2009 年的 59.0%增加了 4.9 个百分点其中异性传播从 2009 年的 44.3%上升为 2011 年的 46.5%，同性传播由 2009 年的 14.7%上升为 2011 年的 17.4%。在异性传播中，约 1/4 为配偶间性传播，3/4 为非配偶间性传播。2011 年估计的 4.8 万新发感染中，经性传播的构成比由 2009 年的 75.7%上升到 2011 年的 81.6%，其中，经异性传播占 52.2%，比 2009 年的 42.2%多 10 个百分点，同性传播占 29.4%，比 2009 年的 32.5%少 3.1 个百分点。历年报告病例中经同性和异性传播的构成比均呈逐年上升趋势，经性途径传播所占比例从 2006 年的 33.1%上升到 2011 年 1～9 月的 75.2%，其中，同性传播比例从 2006 年的 2.5%上升到 2011 年 1～9 月份的 13.0%。综合监测结果显示，男男性行为人群艾滋病病毒抗体阳性率连续几年呈现上升趋势。

5. 感染人群多样化，流行形势复杂化

疫情估计结果显示，全国现有 78 万艾滋病病毒感染者，而截至 2011 年 9 月底累计报告艾滋病病毒感染者约 34.3 万人，提示仍有大量的艾滋病感染者和艾滋病病人尚未被发现，存在进一步传播的危险。艾滋病监测资料显示，艾滋病流行的危险因素仍然广泛存在：25% 的注射吸毒者仍在共用注射器；有 32% 的暗娼不能坚持每次使用安全套；有 87% 的男男性行为者最近六个月与多个同性性伴发生性行为，只有 44% 的男男性行为者在肛交时坚持使用安全套。虽然注射吸毒的情况有所遏制，但使用新型毒品的现象越显流行，多性伴（异性性伴和同性性伴）现象仍在蔓延。同时，艾滋病感染人群多样化。病例报告数据显示，2000 ~ 2011 年的 1 ~ 9 月，50 岁及以上年龄组报告数增加明显，其中 50 ~ 64 岁年龄组人群报告数占总报告数的构成比在 11 年间增加 7.5 倍从 1.6% 上升到 13.6%；65 岁及以上年龄组人群报告数占总报告数的构成比在 11 年间增加约 20 倍，从 0.34% 上升到 7.0%。此外，2006 ~ 2011 年的 1 ~ 9 月，报告职业为学生的艾滋病病毒感染者和艾滋病病人数也呈逐年上升趋势，占当年病例报告总数的比例从 2006 年的 0.96% 上升至 2011 年 1 ~ 9 月的 1.64%。在当年报告职业为学生的艾滋病病毒感染者和艾滋病病人中，20 ~ 24 岁年龄组所占比例从 2006 年的 20.3% 上升至 2011 年 1 ~ 9 月的 49.0%。同时，感染 HIV 的学生中，经同性传播所占比例从 2006 年的 8% 上升为 2011 年 1 ~ 9 月的 55.5%，经异性传播比例从 4% 上升到 19.3% 随着流动人口的不断增加，异地或者异国婚姻造成的外来媳妇引起的输入性艾滋病病毒感染者也在一些地区出现，对山东、山西、吉林、安徽、江苏等省部分地区外来媳妇的调查显示，这些输入性病例造成了配偶间的性传播以及母婴传播。

　　权威部门表示"近年来我国受艾滋病影响的人群增多、艾滋病流行形势复杂化，给防治艾滋病提出了新挑战"。当前我国各防艾部门正在积极采取措施，向新五年行动计划的核心"我们的目标是力争在 2015 年，将艾滋病病毒感染人数控制在 120 万左右，新发感染数较 2010 年下降 25%，死亡率较 2010 年下降 30%"而奋斗。

第三章　艾滋病的主要临床表现、
诊断及治疗原则

第一节　艾滋病的临床表现

艾滋病病毒进入人体并经过若干年的潜伏期后,被感染者会出现一些临床症状。最早可出现一些带状疱疹和口腔真菌感染,表明开始进入艾滋病的发病期。随着疾病的进展, 病人会出现各种各样的表现, 如持续的不明原因发热、不明原因腹泻、进行性体重下降、反复发生肺部感染、消化道症状、反复发生的皮疹、毛发脱落、肌肉萎缩、呼吸困难、皮肤奇痒难耐、甚至到晚期出现神志的改变、肢体的活动障碍、视力下降等各个系统的表现。卡氏肺囊虫肺炎 (PCP)、卡波西肉瘤 (KS)、巨细胞病毒感染以及肺结核是最常见的艾滋病指征性疾病,也是最常见的威胁艾滋病患者生命的疾病。

第二节　艾滋病的诊断

艾滋病的诊断, 依据我国 2001 年修订的国家《HIV/艾滋病的诊断标准及处理原则》规定, 必须具备以下 3 个条件即:

1.有流行病学史

同性恋或异性恋有多个性伴侣史, 或配偶或性伴侣抗 HIV 抗体阳性;静脉吸毒史;用过进口Ⅷ因子等血液制品; 与 HIV/AIDS 患者有密切接触史有过梅毒、淋病、非淋菌性尿道炎

等性病史；出国史；抗 HIV（+）者所生子女；输入未经抗 HIV
检测的血液。

2. 临床表现

有发热、乏力、咽痛、全身不适等上呼吸道感染症状；个
别有头痛、皮疹、脑膜脑炎或急性多发性神经炎；颈、腋、及枕
部有肿大淋巴结类似传染性单核细胞增多症；肝脾肿大等。

3. 实验室检查

周围血 WBC 及淋巴细胞总数起病后下降，以后淋巴细胞总
数上升可见异性淋巴细胞；CD4 /CD8 比值大于 1。抗 HIV 抗体
由阴性转为阳性者，一般需 2 周至 3 个月的时间才发生阳转，最
长可达 6 个月，在感染窗口期抗体阴性；少数病人初期血清 P24
抗原阳性。

第三节 艾滋病的治疗原则

艾滋病的治疗强调综合治疗，其主要的治疗策略包括：适时
开展抗病毒治疗，抑制病毒复制，提高机体免疫力；积极进行机
会性感染和肿瘤的预防与治疗；进行多种支持治疗，改善患者一
般身体状况。尽管不同的治疗有不同的目的，但所有治疗总的目
标都是延长患者生命，提高其生活质量。抗病毒治疗是达到该目
的的最佳治疗方法。

针对艾滋病的治疗，主要包括以下五个方面：（1）抗病毒
治疗强调联合用药，也就是常说的鸡尾酒疗法；（2）机会性感
染的预防和治疗，包括对肿瘤的治疗；（3）免疫治疗；（4）营
养和支持治疗；（5）中医中药治疗。

1. 艾滋病抗病毒治疗

又称联合高效抗逆转录病毒治疗(Highly Active Anti-Retro-
virus therapy,HAART, 也称之为 ART),是根据药物的组合原则，由

3~4种药物组合而成。该疗法的应用可以减少单一用药产生的抗药性，最大限度地抑制病人体内病毒的复制（是针对艾滋病的病因治疗），使已经受到破坏的免疫功能恢复，从而延长病人的生命、提高生活质量。但是，抗病毒治疗也存在一些问题，一是治疗后可能出现较大的毒副作用往往使病人放弃治疗；二是必须严格遵守治疗方案，不得擅自换药、停药、漏药否则治疗效果差，还可能导致病毒产生耐药性以及抗病毒治疗的失败；三是必须终生服药，对治疗的提供者和接受者均是一种挑战。但如果病人存在严重的机会性感染，应控制感染后，再开始治疗。

2. 机会性感染的预防和治疗

艾滋病的主要临床表现是机会性感染，也往往是病人主要就诊的疾病。机会性感染，是指一些致病力较弱的细菌、霉菌、病毒等病原体，在人体免疫功能正常时不能致病，但当艾滋病病毒破坏了人体的免疫系统，人体免疫功能降低时，导致感染发生。因此，要针对艾滋病病人的机会性感染开展治疗。

3. 免疫治疗

为治疗艾滋病而进行免疫重建是治疗中的策略。通过多种免疫疗法，增强免疫功能，减缓疾病进展。从而降低机会性感染和肿瘤的发生，降低艾滋病的发病率和死亡率。

4. 营养和支持治疗

随着疾病的进展及各种感染，体质消耗多，发生进行性营养不良，需提供蛋白质、热量和其他营养保障。胃肠功能尚好者，可以口服加强营养，必要时可行胃肠高营养或静脉高营养。

5. 中医中药治疗

中医药治疗艾滋病有许多优势和特色，如可稳定或提高机体免疫功能；可以早期治疗，且药源丰富，价格低廉，控制机会性感染；减轻或消除患者发热、乏力、咳嗽等症状；减缓病情进展速度；与抗病毒药物合用，可减轻单用抗病毒药物的部分毒副作用，延长抗病毒药物的作用时间，增强治疗效果，增加病人服药的依从性，提高病人生存质量。

第四章 艾滋病的传播途径

艾滋病流行指的是艾滋病在人群中发生、传播、蔓延的过程。具体地说，就是艾滋病病毒从一个已感染艾滋病病毒的人体内排出，经过一定的传播途径，又进入另一个人体内并形成感染的过程。在这个过程中，流行经过了3个环节：从一个感染者（传染源）体内排出，经过一定的方式（传播途径），最终进入另一个人（易感者）体内。只有这3个环节同时存在，并相互衔接才可能造成艾滋病的传播。尽管艾滋病只是一种疾病，但绝不是一个单纯的医疗卫生问题，其流行环节必然受到自然、社会因素的影响。如果采取恰当合适的措施，切断任何一个环节，艾滋病的流行即可终止。

第一节 艾滋病传播的必备条件

多数研究表明，HIV感染者和艾滋病病人是艾滋病传播的唯一传染源，到目前为止，还没有发现其他动物可以自然感染HIV成为传染源。那么它还必须具备以下三个条件：

1. 有足够量的HIV从感染者体内排出

首先在可能发生传染的事件中，必须有艾滋病病毒感染者参与，仅仅性行为或静脉吸毒行为本身并不能产生艾滋病病毒感染；同时还必须有足够可以感染另外一个人的艾滋病病毒从感染者体内排出。排出体外的病原体能够存活；病毒离开人体数分钟就大大降低感染力，时间越长就越弱。

2. 具备一定的感染途径使足够量的艾滋病病毒从一个人传给另外一个人

3. 艾滋病病毒通过破损的皮肤、黏膜进入体内

艾滋病病毒可以通过阴道、直肠黏膜或者口腔上的微小撕裂、溃疡或皮肤上的破口、或直接经带血液的针头、或输入感染者的血液而进入人体。有研究结果提示，艾滋病病毒也可能穿过完整的阴道黏膜。

第二节　艾滋病的传播方式

艾滋病病毒感染者和病人是本病的传染源。艾滋病病毒（HIV）主要存在于艾滋病病毒感染者和艾滋病病人的体液中，包括血液、精液、阴道分泌物、脑脊液、肺泡液、伤口渗出液和乳汁等体液中，任何能够引起体液交换的行为，都有传播 HIV 的可能。因此，艾滋病病毒会通过以下三种途径传播。

1. 性传播

艾滋病可通过性交(包括阴道交、肛交、口交)的方式，在男男之间、男女之间传播。性伴侣越多，感染艾滋病的危险越大。目前，全球的艾滋病病毒感染主要通过性途径传播，在我国通过性接触感染艾滋病病毒的比例呈上升趋势。

2. 血液传播

共用注射器静脉吸毒；输入或注射被艾滋病病毒污染的血液或血液制品；使用被艾滋病病毒污染且又未经严格消毒的注射器、针头、手术器械；移植被艾滋病病毒污染的组织、器官以及与艾滋病感染者或病人共用剃须刀、纹眉针、穿耳针、拔牙工具、牙刷等都可能感染艾滋病病毒。目前，经共用注射器静脉吸毒仍是我国艾滋病传播的主要方式之一。

3. 母婴传播

感染了艾滋病病毒的妇女，在孕期病毒可通过胎盘感染胎儿；分娩过程中，胎儿经过产道时接触母体的分泌物和血液等可感染艾滋病病毒；产后艾滋病病毒可通过母乳喂养感染婴儿。在未采取母婴传播干预措施的情况下，约 1/3 的胎儿或婴儿会受到感染。

第三节　日常生活和工作接触不会感染艾滋病

艾滋病病毒是一种非常脆弱的病毒，对外界环境的抵抗力较弱，离开人体后，常温下存活时间很短。对热很敏感，美国疾病预防控制中心研究证明，干燥环境中艾滋病病毒的活性在几小时内降低 90%~99%。60℃ 3 小时或 80℃，30 分钟，实验室条件下 56℃，30 分钟就可灭活艾滋病病毒。常用消毒剂都可以杀灭艾滋病病毒。艾滋病病毒比乙型肝炎病毒的抵抗力低得多，对乙型肝炎病毒的有效消毒和灭活方法均适用于艾滋病病毒。与艾滋病病毒感染者和病人的日常生活和工作接触不会感染艾滋病病毒。因此，注射器具、医疗用具经过高温消毒、煮沸或蒸汽消毒完全可以达到消毒目的。艾滋病病毒对化学品也十分敏感，耐碱不耐酸，酸性消毒剂有良好的消毒效果。艾滋病病毒对紫外线不敏感，紫外线不能杀死艾滋病病毒，但可降低其活性。

1. 在日常生活和工作中，与艾滋病感染者和病人的一般接触，如握手、拥抱、礼节接吻、共同进餐以及共用劳动工具、办公用具、钱币等不会感染上艾滋病病毒

2. 艾滋病病毒不会经马桶圈、电话机、餐饮具、卧具、游泳池或公共浴池等公共实施传播

3. 咳嗽和打喷嚏不会传播艾滋病病毒

4. 蚊虫叮咬不会传播艾滋病病毒

研究表明，艾滋病病毒在蚊子体内不繁殖。蚊子在吸血时不

会将已吸进体内的血液再注入被叮咬的人，而是注入唾液作为润滑剂以便吸血。流行病学的证据已经充分证明，蚊虫叮咬不会传播艾滋病病毒，目前在世界范围内也没有因蚊子或昆虫叮咬而感染艾滋病病毒的报道。

第五章　艾滋病的鉴别诊断

第一节　艾滋病的鉴别诊断

艾滋病是由 HIV 感染引起的,以严重免疫缺陷为主要临床特征的传染性疾病,其感染各期的确诊必须根据流行病学接触史、临床表现和实验室检查结果综合分析,慎重诊断。无论处于哪一期的艾滋病病毒感染,必须要有抗艾滋病病毒抗体阳性或艾滋病病毒抗原阳性的实验室检查依据。我国现阶段艾滋病病毒实验室检测主要为艾滋病病毒抗体检测。艾滋病病毒抗体检测需要经过初筛和确认试验。只有确认阳性时,才能确定为艾滋病病毒感染。

由于艾滋病复杂而多样的症状,在临床上与其他许多疾病常表现出相似的症状,而易造成误诊,故在诊断艾滋病时应注意加以鉴别。

发热、消瘦、疲乏、无力,这些表现艾滋病病征的现象需和其他感染性病(如结核病、沙门氏菌属病等)、自身免疫性疾病(如红斑狼疮)、胶原性疾病、血友病的某些类似症状相鉴别。

淋巴结肿大,需与引起淋巴结肿大的卡波济肉瘤、淋巴瘤、何杰金氏病、淋巴结核、血友病相鉴别,尤其应注意与近年来在同性恋中发现的良性性病性淋巴结病综合征(GINS)相鉴别。

皮肤改变,艾滋病病人多发生的荨麻疹、全身性瘙痒症及尖锐湿疣、接触性软疣等需与伴皮肤改变的卡波济肉瘤、皮肤粘膜紫癜、白血病的某些皮肤症状相鉴别。

艾滋病能通过性接触传播,它所表现出的皮肤黏膜表征需与其他性病相鉴别，如淋病、梅毒、软性下疳和性病性淋巴肉芽肿等，但上述这些性病都有明显的局部症状及特异的检测手段，且治疗也相对容易，无艾滋病所特有的免疫学改变，也是鉴别要点之一。

艾滋病的血液学与免疫学的改变需与单核细胞增多症，以及使用免疫抑制剂和其他原因引起的免疫抑制疾病的鉴别。

在艾滋病早期表现出的疲乏、抑郁、嗜睡等症状尚需与称为假性艾滋病综合征的精神症状相鉴别。另外，在儿童艾滋病诊断时，也需注意与儿童发育迟缓症等相鉴别。

当艾滋病这个病魔像一个黑色巨大的幽灵，出现在人们面前；当一个个无治而死的尸首，连其至亲骨肉都避退三舍，生怕死尸上带的可怕病毒会传播到自己身上，而需要经防疫机构另行消毒处理；全世界范围内对艾滋病的恐慌已达到了顶点。

对于同性恋者，这个首推艾滋病病毒感染的危险人群来讲，更是人人自危，对于种种自身表现出的轻微不适和感觉总是深恐与艾滋病病征有关。在紧张的心理压力下，逐步形成已患艾滋病的心理障碍，这类人通过精神或心理治疗，能很快消除症状。

艾滋病病毒感染者 / 艾滋病病人的诊断需结合流行病学史（包括不安全性生活史、静脉注射毒品史、输入未经抗艾滋病病毒抗体检测的血液或血液制品、艾滋病病毒抗体阳性者配偶及所生子女或有职业暴露史等）、临床表现和实验室检查等进行综合分析，慎重作出诊断。诊断艾滋病病毒感染者 / 艾滋病病人必须是艾滋病病毒抗体阳性（经确认试验证实），而 HIV RNA 和 P24 抗原的检测有助于艾滋病病毒感染者 / 艾滋病病人的诊断，尤其是能缩短抗体"窗口期"和帮助早期诊断新生儿的艾滋病病毒感染。

第二节　艾滋病病毒感染者与艾滋病病人的区别

在谈到艾滋病时，人们最容易混淆的一个问题就是：艾滋病病毒感染者和艾滋病病人有什么区别。

从艾滋病病毒一进入人体，就开始了病毒的复制，复制需要一定的时间。所以，人并不是从感染病毒的第一天就"病入膏肓"的。在开始阶段，人的免疫功能还没有受到严重破坏，因而没有表现出明显的症状，我们把这样的人称为艾滋病病毒感染者。当然，有些感染者在艾滋病病毒进入人体后约 2～4 周内，可能出现类似流感一样的表现，如低热、肌肉疼痛、和皮疹等，但是这些表现常常不会引起人们的特别注意，而且并不是所有感染者都有这样的症状。这时的感染者外表看上去和常人一样，一样地生活、工作着，如绰号"魔术师"的美国篮球明星约翰逊，在感染艾滋病病毒后很长时间里仍活跃在篮球场上。

当感染者的免疫功能被破坏到一定程度后，身体敌不住艾滋病病毒的攻击，其他致病菌，甚至在正常情况下的一些非致病菌就会乘虚而入，使人发生多种疾病，如严重的腹泻、肺炎、或某些肿瘤等。还有些病人因病毒侵袭到神经系统会发生痴呆等症状。这时，感染者就成为艾滋病病人了。尽管艾滋病的表现多种多样，但最后病人往往会死于严重腹泻、肺炎、肿瘤等造成的身体衰竭。

艾滋病感染者的特征是艾滋病抗体血清阳性，却没有相关的临床表现，也就是说感染者体内的病毒可以传染给他人，但他们自己表面看来身体很健康。随着艾滋病病毒的不断繁殖，免疫功能受到严重破坏，人体对抗各种病菌的能力极度下降，发生长期性低热、腹泻、消瘦和全身淋巴结肿大，各种感染性疾病接踵而至，发展为艾滋病患者。艾滋病患者的特征就是可发生多种病毒、细菌、霉菌、寄生虫所至的疾病以及恶性肿瘤，常合并的感染有卡氏肺囊虫肺炎、结核病、隐球菌病、白色念珠菌病等。

两者之间的相同之处在于都携带艾滋病病毒，都具有传染性。不同之处在于艾滋病病人已经出现了明显的临床症状和体征，而艾滋病病毒感染者还没有出现明显的临床症状，外表看起来跟健康人一样。从人体感染艾滋病病毒到发展为艾滋病病人的时间变化很大，最短可以在半年左右发病，长的可以达到十年以上。这一阶段时间的长短取决于感染者的营养状况、免疫能力、卫生保健水平以及最初诊断疾病有关。最重要的是早期诊断，能延长病人存活时间。保持积极乐观的情绪、多吃富含蛋白质的食物、适当参加体育锻炼、定期到指定的医疗部门接受检查和指导是感染者积极迎战艾滋病、延缓发病时间的有效措施。

第三节　同性恋与艾滋病有关系吗？

艾滋病专家提出，我国现在的艾滋病病毒感染者中，可能有1万多人是被同性性行为传染，甘肃省白银市在已报告的艾滋病病毒感染者中，男男同性恋人群占到25%。由此提出，要高度重视我国同性恋人群在传播艾滋病中的作用，对同性恋高危人群加强艾滋病的宣传教育工作已刻不容缓。

同性恋敲响艾滋病流行第一声警钟其实，在艾滋病的传播上，同性性行为一直起着十分重要的作用。人类艾滋病的第一声警钟就来自同性恋人群。

20世纪70年代末、80年代初，在性解放的劲风中，同性恋在美国、海地等国盛行。同性性接触者们应用各种兴奋剂、致幻剂、润滑剂，采取各种性交方式，寻欢取乐。但同时，他们也将一枚最苦涩的毒果吞入体内，这就是其后研究发现的艾滋病病毒。同性恋行为成为人们所知道的第一种传播艾滋病的途径。

1989年，在我国发现的第一例因性接触而感染的艾滋病患者也是同性恋者。面对同性恋，我们应该采取怎样的态度哪？是默认还是歧视？事实证明歧视同性恋，将加剧艾滋病的传播，在艾滋病流行初期，由于被发现的病人几乎全是同性恋者，竟使人误认为艾滋病是同性恋者的专利。至今，全球仍有 5%～10%的艾滋病病毒感染者是通过同性性行为感染的。在美国，约 70%的艾滋病病毒感染者主要通过同性性行为感染。

艾滋病为何青睐同性恋者，艾滋病病毒携带者不仅血液带毒，而且精液中也携带艾滋病病毒，有很强的传染性。男性同性性行为中常采用的肛交和口交均能传播艾滋病，尤其是肛交，已证实比阴道更容易传播艾滋病，是最容易传播艾滋病的性行为。因为肛门直肠处的血管特别丰富，在肛交过程中容易出血，血液中的艾滋病病毒可通过肛交，由直肠黏膜和阴茎的微小损伤进入体内。

此外，口交传播艾滋病的作用也不容忽视。美国疾病控制中心的调查显示，8%感染艾滋病的男性同性性接触者是通过口交感染的。无保护性口交时，阴茎深入性伴的口腔中，易造成口腔黏膜破损出血和阴茎皮肤损害，为血液和精液中的艾滋病病毒入侵人体打开了门户。

同性性接触者常拥有多个性伴，因而感染艾滋病的机会很多。携带艾滋病病毒的同性性接触者，又可通过滥交，将病毒传染给他人，造成艾滋病流行。据报道，国外一位感染艾滋病的男性同性恋者，三年中竟有 750 名性伴。在他能说出姓名的 72 人中，有 8 人查出是艾滋病病毒感染者，这位同性恋者又通过性行为，传染了 4 位与他有染的性伴。

我国同性性接触者知多少，同性性接触者大致可分为两大类，一类是纯粹意义的同性恋者;另一类是双性恋者，即同时追求同性和异性性伴侣。

同性恋者爱慕、追求的是同性性伴侣，对异性性伴则排斥和不能接受。过去认为同性恋是一种心理变态，甚至被认为是作风问题，但近年来，越来越多的学者认为同性恋属于少数人的自然现象，不再认为是心理障碍和作风问题。专家估计，目前我国同性恋者约有 3600 万～4800 万人，足以组成一支浩浩荡荡的队伍。

我国同性恋人群的年龄构成较轻。国内有调查发现，初次体验同性恋的年龄范围为 15～28 岁，大多在 15～18 岁发生。和其他国家一样，我国的同性性接触者也常拥有多个性伴。国内一次调查发现，有同性性行为的男人，平均每人可有 30 名性伙伴，18% 曾参与群交。国内另一项调查的结果更为惊人，男性同性性接触者中，个人总性伴数最多者竟达 1500 人，有人可同时拥有 100 名以上的同性性伙伴。

如此众多正处于性欲旺盛年龄的同性性接触者，如此众多的性伴，如此复杂的性交方式，不难想像，我国的同性性接触者为艾滋病的传播提供了多么肥沃的土壤。

男性同性性行为危害的不仅是男人，有调查显示，我国的男性同性恋及双性恋者，70%～80% 已婚或将要结婚，近 50% 与女性已有过性关系。这样，在男性同性性接触者中传播的艾滋病，又可通过男—男—女的传播通道传染给女性。

女性孕育生命，孕育着我们的下一代，男性若将艾滋病传染给女性，危害的将是两代人。国内有调查，我国某市检测 800 例孕妇，竟发现有 8 名孕妇感染了艾滋病病毒。这 8 名孕妇中，7 人是通过与丈夫之间的性行为感染的。因此，防止男性同性性行为传播艾滋病，其意义不仅仅是保护男人，更重要的是保护女性和我们的下一代。

重视同性恋传播艾滋病的时候到了，目前，我国的同性性行为常不受拘束，因为社会对性的约束多限于异性之间的交往，而对同性之间的出双入对常置若罔闻，为同性性行为开了绿灯。在当前艾滋病流行的严峻形势下，现在是该高度重视同性性行为传播艾滋病的时候了。

2006 年 10 月，甘肃省白银市积极申请项目，在"中日技术合作甘肃省艾滋病预防对策项目（简称 JICA 艾滋病项目）"的支持下，对男男同性恋人群开展了行为干预工作。根据成年男性人口数估算，白银市有男男性接触者（MSM）约 2000～4000 人，是艾滋病防治的高危人群之一，已报告的 HIV 感染者中，MSM占 25%。

项目实施前，白银市没有 MSM 人群组织参与艾滋病防治工作，针对他们的干预工作也难以实施。项目实施后，市项目办经过大量艰苦的工作，发展了 4 名志愿者，支持他们建立了 2 个MSM 工作组——白银阳光关爱小组和甘肃莺域工作组，创建了甘肃莺域工作组工作网站，在市疾控中心建成了"同爱之家"活动室，志愿者人数也达到了 20 人。市项目办不断加强志愿者队伍的能力建设，先后举办了 3 次培训班，培训 41 人次，志愿者队伍得到了较快发展，能力也得到了提高；在志愿者中选择、发展和培训了 6 名同伴教育员，开展同伴教育工作，发放健康教育材料、安全套和润滑剂，每月每个同伴教育员至少开展同伴教育活动 4 次，每次 5～10 人，每月召开 1 次经验交流座谈会，总结推广活动经验，加强了对他们开展活动的督导，发挥了他们在MSM 干预工作中的积极作用；在志愿者的组织协调下，市项目办举办 MSM 人群联谊暨培训活动 11 期，干预覆盖 MSM 人群679 人次，发现 HIV 感染者 3 例。

通过综合干预活动的开展，提高了 MSM 人群艾滋病防治知识知晓率和安全套、润滑剂的正确使用意识，形成了以 MSM 人群组织为主体，市项目办提供资金和技术支持，针对 MSM 人群的综合干预模式。

第六章　艾滋病的危害

人类发现艾滋病病毒已有 30 年了。30 年来，艾滋病仍在全球不断蔓延。目前，人们已亲眼目睹，艾滋病的流行早已没有了洲界、国界；艾滋病病毒的传播不论贫富，更不分年龄、性别、种族和肤色。艾滋病是一个重要的公共卫生问题，同时也是一个突出的社会问题，社会中的每一个成员都有可能成为艾滋病流行的直接或间接受害者。艾滋病对个人、家庭和社会都造成不可忽视的危害。

第一节　艾滋病对个人的危害

生理上讲，艾滋病病毒感染者一旦发展成艾滋病人，健康状况就会迅速恶化，患者身体上要承受巨大的痛苦，最后被夺去生命。心理、社会上讲，艾滋病病毒感染者一旦知道自己感染了艾滋病病毒，就会对未来失去希望，随即，感染者的精神状态和应对病痛的能力急剧下降。他们往往拒绝采取应对措施或拒绝各种帮助，将自己封闭起来，任凭恐惧和绝望的心理侵蚀自己。最终心理上会产生巨大的压力。另外，艾滋病病毒感染者容易受到社会的歧视，很难得到亲人及朋友的关心和照顾。

第二节　艾滋病对家庭的危害

艾滋病对家庭的影响主要表现为破坏家庭的组成结构，增加家庭的贫困程度，削弱家庭的各种功能。导致人均期望寿命大幅度降低。例如在非洲的博茨瓦纳，由于艾滋病的严重流行，人均期望寿命已从 62 岁降低到目前的 39 岁。我国累计死亡报告的艾滋病病毒感染者和病人中，20~49 岁的青壮年居多。社会上对艾滋病人及感染者的种种歧视态度会殃及其家庭，他们的家庭成员和他们一样，也要背负其沉重的心理负担。由此容易产生家庭不和，甚至导致家庭破裂。

因为多数艾滋病病人及感染者处于养家糊口的年龄，往往是家庭经济的主要来源。当他们本身不能再工作，又需要支付高额的医药费时，其家庭经济状况就会很快恶化。有艾滋病病人的家庭，其结局一般都是留下孤儿无人抚养，或留下父母无人养老送终。

第三节　艾滋病对社会的危害

艾滋病流行导致贫困人口增加，加大贫富差距。全世界约 90% 的艾滋病病毒感染者和病人生活在发展中国家，艾滋病的流行加剧了低收入阶层的贫困。在布基纳法索、卢旺达和乌干达 3 个国家进行的一项研究表明，艾滋病的流行不仅抵消了减贫活动的成果，而且增加了绝对贫困人口的比例，据估计，绝对贫困人口的比例将由 2000 年的 45% 上升到 2015 年的 51%。其次艾滋病主要侵害那些年富力强的 20~45 岁的成年人，而这些成年人是社会的生产者、家庭的抚养者、国家的保卫者。艾滋病削弱了社会生产力，减缓了经济增长，人均出生期望寿命降低，民族素质下降，最终导致国力减弱。社会的歧视和不公正待遇将许多艾滋病人及感染者推向社会，造成社会的不安定因素，使犯罪率升高，社会秩序和社会稳定遭到破坏。

第四节　艾滋病对儿童的影响

　　艾滋病对儿童的影响和打击是沉重、深远的。受艾滋病影响，儿童面临着生存、健康、营养、教育、社会心理、社会保障和保护等诸多方面的问题。在中国，艾滋病已经给局部地区带来危机并仍在继续加重使成千上万的儿童沦为孤儿，他们不仅被迫承受失去亲人的痛苦，还要常常忍受人们的歧视、失学、营养不良以及过重的劳动负担。及由此带来一系列的社会问题。目前全球约有2500万因为艾滋病失去单亲或双亲的孤儿，其中大约有80%生活在撒哈拉以南的非洲国家。

第七章　艾滋病与性病、结核病、丙型肝炎的关系

第一节　艾滋病与性病

过去，人们把性病称为"花柳病"，表示这些病是因寻"花"问"柳"得来的。随着医学模式的转变及科学研究的深入，性病的概念已发生改变。20 世纪 70 年代以前，性病主要指通过性交而发生传播的一组传染性疾病，如梅毒、淋病、软下疳、性病性淋巴肉芽肿，它们被称为"经典性病"。20 世纪 70 年代后，世界卫生组织（WHO）对经典性病的概念进行了扩展，将与性行为相关的疾病统称为性传播疾病(STD)。由于许多性病病原体感染后没有症状，未受到重视，疾病得不到及时控制而导致严重的远期危害，且在维系性病流行中起着重要的传染源作用。因此在 90 年代后，提出了性传播感染（STI）的概念。于是这个家族的成员从 4 个扩大到 20 多个，增加了生殖道沙眼衣原体感染、生殖器疱疹、尖锐湿疣、念珠菌性阴道炎、滴虫性阴道炎、细菌性阴道病、阴虱病、乙型肝炎、及艾滋病等（在临床上为了方便，仍使用性病这一较为简便的名称，但其涵盖了性传播疾病所包括的范畴）。我国目前将下列 8 种常见且危害性大的性传播疾病列为重点防治与监测的疾病：梅毒、淋病、生殖道沙眼衣原体感染、生殖器疱疹、尖锐湿疣、软下疳、性病性淋巴肉芽肿、和艾滋病等。

随着艾滋病的出现及多途径传播，使得性病的流行与控制变

得更为复杂。近年的生物学、流行病学、和干预性研究证实，性病是艾滋病病毒（HIV）感染的协同因素，性病促进艾滋病的传播与流行，性病的存在可增加 HIV 传播和感染的危险性。性病病人特别是有生殖器溃疡的病人在无保护的性交时可增加 HIV 传播危险性达 50～300 倍。全球 HIV 的流行 80% 以上是经过性接触传播，在我国通过性接触传播感染 HIV 者已占半数以上，这使得预防和治疗各种性病变得更为紧迫。积极治疗性病可以有效降低艾滋病经性途径的传播；降低性病的感染率和发病率，可以达到减少 HIV 传播的目的。同时，积极预防控制艾滋病的性传播也可以减少性病的发生。因此，预防性病和预防艾滋病要紧密结合，加强性病监测、规范性病诊疗市场是控制艾滋病流行的措施之一。

第二节　艾滋病与肺结核

19 世纪，结核病可是一种声名显赫的瘟疫。无论是现实生活中的文学家鲁迅，还是文学作品中面容苍白、咳嗽连连的林黛玉，都被这种被称为"痨病"的"白色瘟疫"捕获。结核菌可以感染人体的很多器官，但大多数还是感染肺部。它通过痰液、飞沫的快速传播，吞噬了大量的生命。

艾滋病(艾滋病病毒感染者／艾滋病病人)患者由于免疫力降低，容易并发各种机会性感染，而结核则是最常见的机会性感染之一。一般约占 20%～50%。艾滋病与结核病双重感染，两病相互促进病变进展、恶化。艾滋病病人 1／3 死于结核病。因此，我们必须重视预防和治疗，艾滋病和结核病一样，都是一种慢性传染病，流行遍及全球。目前全世界 60 亿人口中，有 20 亿人感染结核杆菌。每一秒钟就有一个受感染，现有结核患者 2000 万，每年新发患者达 800 万，每年因结核病死亡者达 300 万。我国结核病的疫情也十分严峻，在全球仅次于印度而居世界第二位。根据2010年全国结核病流行病学抽样调查报告显示：全国感染结核病菌的人数超过5亿人，有500万人患活动性肺结核，其中传染性肺结核患者达200万。75%肺结核病人年龄在15～50岁之间，正是劳动力产生的黄金年龄段，感染结核病菌的人数占全国总人口的45%。每年因结核病死亡者达13万，是所有传染病死亡最高的一种病。加上耐药病人多、农村病人多，传染性肺结核疫情居高不下，这些情况都说明，结核病不仅是一个公共卫生问题，而且是影响社会经济发展的社会问题。艾滋病病毒感染者再感染结核菌后，结核病发病率较未感染艾滋病毒者高30倍。一般认为：未感染艾滋病病毒者，一旦感染结核菌后，在他一生中有5%机会发生结核病。而艾滋病病毒感染者，一旦再感染结核菌，在一年中就有10%的机会发生结核病。且更容易发展成为活动性肺结核，加快结核病的传播。与艾滋病不同的是，按照医生的要求坚持正规服药，结核病是可以治愈的；但是艾滋病病人合并结核感染，抗结核治疗效果较差，毒副作用较多。因此艾滋病病人积极防治结核病是至关重要的。

第三节　艾滋病与丙型肝炎

病毒性肝炎（乙肝或丙肝）感染的传播途径与艾滋病病毒传播途径有相同之处，均可经注射吸毒人群、既往有偿采供血人群传播，而且丙肝较艾滋病病毒更容易传播。在不洁输血和静脉毒瘾人群中，一般先感染丙肝，然后才感染艾滋病病毒，80%丙肝感染发生在静脉毒瘾第一年，合并感染艾滋病病毒所需的时间更长，从几个月到几年不等。二者均有变异活跃的病毒逃避免疫系统的攻击。根据丙肝在传播途径和干预措施上与艾滋病相近，且高危人群与艾滋病高危人群重叠的特点，艾滋病的防治体系及策略带动了丙肝防治已成为中国丙肝防治的核心。艾滋病和丙肝的传染途径很相似，都可以通过吸毒或者血液传播。跟西方不同的是，中国的艾滋病毒经血液传染比较多，这恰恰又是国内丙肝病毒传播的主要途径。因此，我们发现我国艾滋病患者合并丙肝发生率比较高，2008年的数据显示为33%，而西方则不到20%。这就意味着我国艾滋病合并丙肝患者需要受到更多的关注。

另据调查资料显示，2010年我国丙肝报告发病人数约15万，是2003年的7倍多。目前，丙型肝炎尚无疫苗可预防，一旦感染，仅有20%患者能自发清除病毒。而且，丙肝感染初期没有明显症状，常被隐匿，若任其发展后果严重，易发展为肝硬化、肝癌。丙肝的危害非常巨大，但并非不可战胜。通过"早知、早查、早治"的三早原则，丙肝是可以治愈的。通过使用国内外各个《指南》首选推荐的聚乙二醇干扰素联合利巴韦林疗法，我国的丙肝治愈率可达70%~80%，且治愈后99%不复发。然而公众、特别是农村地区患者由于对丙肝的认知度低，经济负担重等原因，常常错过了丙肝防治的最佳时机，造成终身的遗憾。

第八章　如何得知自己感染了艾滋病病毒？
哪些人群容易被艾滋病病毒感染？

第一节　如何得知自己感染了艾滋病病毒？

确定一个人是否感染上艾滋病病毒，通常的办法就是进行血液的艾滋病病毒抗体检测。我国各级疾病预防控制中心、皮肤病防治所和各级医疗机构都可以进行艾滋病病毒抗体检测。艾滋病病毒侵入人的血液后，刺激机体产生一种叫做抗体的物质，如果在一个人的血液里检测到这种抗体，（或者说抗体检测阳性），就说明这个人身体里有艾滋病病毒，而且能够将病毒传染给他人。

艾滋病病毒进入人体后，人体免疫系统可以产生相应的艾滋病病毒抗体。是目前最常用的检测艾滋病病毒感染实验室方法，一般要经过两个步骤：首先做初筛试验，如果结果阳性，再做确认试验，确认实验阳性才可诊断为艾滋病病毒感染者。

人类天生具有免疫功能，当细菌病毒等侵入人体时，在免疫功能正常运作下，就算生病了也能治愈。然而，HIV 所攻击的正是人体免疫系统的中枢细胞——T4 淋巴细胞，致使人体丧失抵抗能力。艾滋病病毒 HIV 是一种能攻击人体免疫系统的病毒。它把人体免疫系统中最重要的 T4 淋巴细胞作为攻击目标，大量破坏 T4 淋巴细胞。这种病毒终生传染，破坏人的免疫系统，使人体丧失抵抗各种疾病的能力。HIV 本身并不会引发任何疾病，而是当免疫系统被 HIV 破坏后，人体由于失去抵抗能力而感染其他的疾病导致各种复合感染而死亡。艾滋病病毒在人体内的潜伏期平均为 8 年至 10 年，在发展成艾滋病病人以前，病人外表看上去正常，他们可以没有任何症状地生活和工作很多年。

艾滋病被称为"20 世纪的免疫"。国际医学界至今尚无防治艾滋病的有效药物和疗法，因此也被称"超级癌症"和"世纪杀手"。

第二节　哪些人容易感染艾滋病病毒？

艾滋病病毒的传播与人的行为方式高度相关。艾滋病从理论上说任何人群都可易感，但真正的艾滋病易感人群主要为七类人群。从年龄上，艾滋病虽可发生于任何年龄阶段，但事实说明 90% 以上发生于 50 岁以下的青壮年人群，而其中又主要发生在两个年龄组，即 20～40 岁的成人组和婴幼儿组。据从美国对 21726 例艾滋病的分析中可看出，发病率以中青年为主，20～49 岁占 89%，其中 30～39 岁占 47%。而且青少年艾滋病患者在以前大多为男性，但是统计数字表明女性患者正在增加，男女性别比例 4：1，在 1987～1988 年间女性患者增加了 80%，那么，青少年患艾滋病的危险因素有哪些呢？低年龄组（20 岁以下）主要因使用血制品和接受输血而感染。据报道在 15～16 岁因接受输血或血制品患者的比例为 72%，但随着年龄增长，这个比例则下降，到 17～19 岁降为 20%；但是因性行为而染上艾滋病的则随年龄的增加而增加，从 13～14 岁的 9% 上升到 15～16 岁的 24% 和 17～18 岁的 69%，而 20～24 岁的男性患者中，90% 以上是由于性接触而染上艾滋病的，其中 36% 的患者是因同性恋行为而感染，有 7% 还有静脉注射毒品史。在女性中，最常见的原因是异性恋接触（约占 44%）；其次为静脉注射毒品成瘾者（占 28%），但是在所有女性青年成人的艾滋病患者中，有 28% 的人其配偶为男性静脉注射毒品成瘾者。由于性别、民族或种族的不同，青少年艾滋病的发病率及发病原因也不同。在美国 13～19 岁年龄组中艾滋病发病率男性（18/ 百万）为女性（4/ 百万）的 4.5 倍，黑人患者（27/ 百万）和拉丁美洲人患者（25/ 百万）分别为白种人（7/ 百万）的 3.8 倍和 3.6 倍。在白人青少年中，大部分（50%）经血制品感染。24%经同性恋接触感染；在黑人中，44%的艾滋病患者经同性恋接触感染，19%因异性关系感染；在拉丁美洲青少年患者中有 35%经静脉注射毒品感染，29%经同性恋性接触感染。与白人相比，黑人和拉丁美洲青少年中异性性接触和静脉注射毒品者比例较大，这是因为他们中女性患者所占比例较多。由于患有艾滋病的母亲也可通过胎盘、产道、乳汁传播给出生前或出生后的婴幼儿，因而由患有艾滋病的妇女所生的小孩每个人都有可能被艾滋病病毒感染，艾滋病病毒的传播与人的行为方式高度相关。在一些人群中，由于被认为感染艾滋病病毒危险行为广泛存在，被称为艾滋病传播的高危人群。主要包括：

1. **男男性接触者及无保护的异性间多性伴者**

首先是男性同性恋者或卖淫妇女与嫖客。卖淫妇女、嫖客间性关系混乱复杂，一旦接触到艾滋病病人或带病毒者就可能受到感染，并在不断与他人性接触中又感染别人，接触的对象愈多，感染的机会就愈多。

男男性接触者指在男性同性间发生性关系的人，不仅包括男性同性恋者，还包括男性双性恋者，男性卖淫人群，以及男性进城务工人员，监狱、戒毒所等特殊环境下与同性发生性关系的人。西方国家男性同性恋者较多。据报道，美国 73%艾滋病病人是同性恋的男性，我国各地也有相关报道有男性同性恋者。男性同性恋的一方以肛门直肠代替阴道，而前者的黏膜比阴道黏膜容易破损，致使艾滋病病毒在两人的精液或血液中相互感染。精液中有免疫抑制物质，进入直肠更加重了免疫抑制状态（女性阴道黏膜免疫力较强，能抵抗精液的免疫作用）。

2. 共用注射器吸毒者

经静脉注射毒品成瘾者约占全部艾滋病病例的 15% ~ 17%，主要是因为吸毒过程中反复使用了未经消毒或消毒不彻底的注射器、针头，其中被艾滋病毒污染的注射器具造成了艾滋病在吸毒者中的流行和传播，使吸毒者成为第二个最大的艾滋病危险人群。滥用成瘾性药物和毒品是艾滋病多发和流行的一个重要原因。在欧美使用毒品的风气盛行并逐渐蔓延到亚洲（特别是泰国），据美国国家毒品滥用问题研究所最近作出的调查报告指出，在全美国 2. 4 亿人口中，约有 1 亿人非法使用过毒品，有 3000 万到 4000 万人经常使用一种或多种毒品，另有 200 万人经常使用迷幻药，而迷幻药可直接抑制免疫系统的功能。在亚洲的泰国，估计有 10 万静脉吸毒者，其中 75% 在曼谷。有不少吸毒者同时又是同性恋者或其他性淫乱者，艾滋病在这些危险因素重叠者中发病更多。美国吸毒人群中艾滋病抗体阳性者约 40 万人之多，男性为女性的两倍，另外据报道，与男性吸毒者有性接触史的妇女，艾滋病发病率比一般人群高 30 多倍，表明因吸毒而引起的艾滋病发病率之高。但在不同地区，因社会文化、风俗和生活方式的不同，因吸毒而染上艾滋病毒的比例也大不一样。美国大部分艾滋病人来自男性同性恋者和双性恋人，而在欧洲来自吸毒的艾滋病患者较多，比如因注射吸毒成瘾者而受感染的在意大利特别高，在罗马、米兰等大城市中，估计约为 20% ~ 70%。据 1986 年的资料，在意大利有 51% 的艾滋病是来自注射吸毒者；在西班牙 48% 的艾滋病患者来自吸毒者，瑞典为 32% ~ 42%，而在美国则为 17%。由于吸毒者使用未消毒的针头，还可染上其他传染病如乙型肝炎等，并对免疫功能造成直接损害作用，从而使吸毒者更易成为艾滋病的攻击者。吸毒者是艾滋病的高危人群。

毒品、海洛因、鸦片、罂粟、可卡因、大麻等都有免疫抑制作用，使吸毒者免疫力明显降低。况且吸毒者往往用注射方式将毒品输入体内，注射器既多人共用又不消毒，增加了传播艾滋病病毒的机会。我国云南、新疆、广西、贵州、广东等边境地区及沿海地区吸毒问题甚为严重，艾滋病病毒感染率明显高于其他省份。

3. 到非法采血点有偿供血者及输入不安全血液者

因供血而感染艾滋病者，大部分由于非法采供血引起、具有明显的区域和时间特征；即分布于中原地区，他们大部分为农民，在90年代初、中期感染，一些采浆站，特别是地下非法采浆站，由于工作人员操作不规范，造成了不少血浆献血员感染了艾滋病。据卫生部、世界卫生组织和联合国艾滋病规划署估计，当时采浆污染及血液污染约造成6.9万人感染艾滋病。现在他们中的相当一部分人已经死亡。因此，人们往往认为他们是"无辜感染"。目前，我国已经全部实行全自动机器采集血浆，杜绝了因操作污染可能造成的艾滋病等传染病的传播。

经常需要输血或血制品的病人。如果这些材料中污染了艾滋病病毒，就可能受到感染。由于我国已有多起因输注进口或不洁血制品而遭受艾滋病病毒感染的报道，所以我国现已对此严格把关。

4. 艾滋病病毒感染者/艾滋病病人的配偶

艾滋病病毒感染者和艾滋病病人是艾滋病传播的唯一传染源，艾滋病病毒可经母亲子宫胎盘传递给胎儿，或出生时新生儿从母亲产道得到感染，有报道艾滋病病毒感染的孕妇传播给下一代的危险度是30%～50%。同性恋的易感性在前面已提过，这里主要讲一下与高危人群有异性关系者对艾滋病的易感性。有许多例子可以证明艾滋病可以在异性性生活中相互传播。有人报告过两例非静脉吸毒成瘾者的女性艾滋病患者，她们也没有输血史，但是她们都有固定的男性艾滋病患者的性伙伴，尽管这种性关系是在男患者诊断之前就已存在，但是只要是感染了艾滋病病毒的人同样都有传染性。与同性恋者、血友病患者、受血者、静脉吸毒者等高危人群发生性关系都可能染上艾滋病，因而成为艾滋病传播 的易感人群。

5. 性病患者

各种性病病人，特别是梅毒、尖锐湿疣、软下疳病人容易感染艾滋病。

梅毒是由苍白螺旋体引起的一种慢性、全身性的性传播疾病，是经典性病之一。本病临床表现复杂，且时隐时现病程较长，几乎可以侵犯全身各组织和器官而产生多种症状。但也可呈无症状的潜伏梅毒。人是梅毒螺旋体的唯一自然宿主。主要通过性接触传染，极少数可通过污染的生活用具传播，未经治疗的梅毒孕妇可通过胎盘传染胎儿。

梅毒的潜伏期一般为 2～4 周，一期梅毒主要症状为硬下疳，在生殖器部位发生圆形或椭圆形浅在性溃疡，界限清楚、边缘略隆起；无明显疼痛或触痛。腹股沟淋巴结肿大，可为单侧或双侧。二期梅毒出现皮肤粘膜损害，皮损呈多形性，分布广泛且对称；外阴及肛周皮损多为湿丘疹及扁平湿疣；可发生虫蚀样脱发，也可以有全身皮疹，可自行消退，传染性强等。三期梅毒除有皮肤黏膜损害外，还可有心血管、骨骼、关节、眼、神经系统等多方面的损害。

诊断梅毒可作暗视野显微镜检查和梅毒血清学实验，早期梅毒皮肤粘膜损害处可查到梅毒螺旋体，血清学试验分为非梅毒螺旋体试验(RPR 或 TRUST)及梅毒螺旋体试验(TPPA 或 TPHA)。治疗后可根据 RPR 或 TRUST 滴度改变情况判断疗效。

梅毒治疗越早效果越好，治疗必须规则、彻底，根据国家性病治疗推荐方案：首选长效青霉素(苄星青霉素或普鲁卡因青霉素)。经足量规则治疗后，应定期随访观察，随访 2~3 年，第 1 次治疗后隔 3 个月复查，以后每 3 个月复查一次，1 年后每半年复查一次。

尖锐湿疣是由人类乳头瘤病毒引起性传播疾病，在主要感染部位会出现增生物。男性好发于龟头、冠状沟、系带、阴茎、尿道口、肛周等处，女性为大小阴唇、阴道口、肛周、阴道壁等处，由于肛交或口交行为，也可出现在直肠或口腔。

本病好发于青壮年人群，以 20~25 岁为发病高峰年龄，但是，目前低龄儿童的发病逐渐增多，出生满月的儿童肛周尖锐湿疣在临床上也有病例发生，但是比较少。潜伏期为 1~6 个月，平均 3 个月。初发为柔软的淡红色小丘疹，为肉质赘生物，可逐渐增大，表面颗粒状增殖而粗糙不平，或互相融合呈菜花状。主要通过性接触传染，也可通过污染的生活用具传染。怀孕期间尖锐湿疣增长较快，如果没有治愈，可能会在分娩时传染给新生儿。

诊断尖锐湿疣主要依靠接触史、临床表现及醋酸白试验和病理学检查等，有条件时可作病理、细胞学、分子生物学等检查。治疗有外用药(足叶草脂类)、激光、冷冻及免疫疗法等多种，要根据患者具体情况选用。尖锐湿疣治疗后的最初 3 个月，每 2 周随诊 1 次，如有特殊情况（如发现有新皮损或创面出血等）应随时就诊，以便及时得到恰当的处理。3 个月后，可根据具体情况，适当延长随访间隔期，直至末次治疗后 6 个月。

软下疳又称第三性病，是经典性病之一，由杜克雷嗜血杆菌感染引起的一种性传播疾病。在我国 1949 年前为常见性病之一，但自 20 世纪 60 年代以后，本病在我国大陆已告绝迹，近年来，随着其他性病又复蔓延，在我国某些地区如广西、四川又有发现。该病潜伏期一般 2~5 天，也有 3~14 天，平均 4~7 天。初发感染部位出现一个或数个炎症性丘疹或结节，周围绕以鲜红色红斑，1~2 天后形成脓疱，继而糜烂、溃疡，淋巴结有明显疼痛。主要通过性接触传染。本病患者中男性比重明显高于女性，约为 9:1，女性可能为亚临床感染。软下疳会使艾滋病病毒感染的传播危险性增大，控制软下疳是控制艾滋病病毒感染的重要措施之一。

6. 中国 2 亿农民工成艾滋病易感人群

随着城市建筑规模的扩大，大量农村劳动力转移到城镇，他们来自五湖四海，流动性非常大，并且大多为青壮年，处于性活跃期，加上农民工卫生知识和艾滋病防治知识相对缺乏，感染艾滋病性病的危险性极大。两亿农民工，他们是推动中国经济迅速发展的生力军，但同时也是潜在的艾滋病传播高危群体。迄今为止，中国的艾滋病人群主要集中在吸毒人群、同性性行为者、卖淫妇女及 20 世纪 90 年代地下采血站的受害者。中国艾滋病疫情处于总体低流行、特定人群和地区高流行的态势，比如"农民工、局部地区特别是边远地区和农村。"性传播疾病感染率较高，及其他存在于男性农民工中的风险使得国家加大了工作力度，努力控制艾滋病病毒在这一人群中的蔓延态势。

中国的建筑工人、矿工及打零工人群具备艾滋病传播的所有要素：背井离乡，情绪烦闷，口袋有些闲钱，进了花花世界，就想开洋荤，在嫖妓的时候几乎不使用安全套。性传播疾病在农民工中的感染率高于总体人口；与城市居民相比，他们的医疗服务及信息资源又极为贫乏。因担心工友排斥、丢饭碗，很多人又不愿去做 HIV 测试。根据甘肃省艾滋病监测数据显示，自 1993 年发现第一例 HIV 感染者以来，全省艾滋病疫情主要特点有四点：一是艾滋病疫情呈逐年上升趋势；二是艾滋病既往感染者进入发病期，死亡人数增加；三是经性传播成为主要传播途径；四是疫情蔓延，受影响人群增多，但总体看，我省艾滋病疫情在全国仍属于低流行地区。艾滋病感染病例感染者仍以男性青壮年为主。

甘肃省在 1993 年发现第一例感染者开始，截至 2011 年底，累计报告的 1074 例艾滋病病毒感染者、艾滋病病人中，男性 820 例，女性 254 例，男女比为 3.2：1。累计报告的艾滋病病毒感染者、艾滋病病人中 15 岁以下占 2.2%，15~49 岁占 89.8%，49 岁以上占 8.1%。累计报告的艾滋病病毒感染者、艾滋病病人中居于前 3 位的职业依次是农民工占 26.9%，家政、家务及待业 15.4%，工人占 9.3%。

7. 经常诊治、护理艾滋病病人的医护人员

特别是曾被污染艾滋病病毒的针头、刀剪或其他锐器刺伤皮肤者，或针灸医生自觉不自觉用污染艾滋病病毒的银针自行测试针感染，经常为艾滋病病人做血液及各种分泌物化验检查者，以及医院病区的清洁工们，警察，监狱看守等人员，如果体表皮肤或黏膜有破口时，不慎接触了艾滋病病毒携带者或艾滋病病人，也可能感染艾滋病病毒。从而发生职业暴露。

第九章　当得知自己感染了艾滋病病毒
以后怎么办？常见的心理反应有哪些？如何克服？

第一节　感染了艾滋病病毒该怎么办？

在得知自己被艾滋病病毒确认实验报告阳性以后，首先不要惊慌，应尽可能调整好自己的心理状态，在适当的发泄之后，尽快恢复理智，切忌产生大祸临头之感。应及时去当地有权威的医疗部门做相关专业知识咨询。各省的省级疾病预防控制中心和部分省级大医院都能做艾滋病专业知识咨询工作。应冷静地面对现实，认真安排好自己以后的生活。还应与当地的疾病预防控制中心和传染病医院接触。以便安排艾滋病抗病毒治疗、相关监测等事项。不要害怕与人交往，要有积极向上的人生态度，不自我孤立，尽可能与可信任的人讨论自己遇到的问题，以寻求帮助。要避免艾滋病病毒的再次感染及机会性感染的发生。要保持乐观的情绪，平时注意饮食营养，锻炼身体、戒烟、戒酒、戒毒，过健康有规律的生活。达到增强身体抵抗力，减缓发病，延长生命的目的。

更要善待他人（避免将艾滋病病毒传染给他人），过性生活要坚持使用避孕套，不与他人共用注射器、针头、剃须刀、牙刷等，不捐献器官和献血，避免怀孕。如果考虑怀孕要向有关医生咨询，在医生指导下怀孕，以减少母婴传播的机会，及时认真的消毒被自己的血液及精液等分泌物污染的物品。要积极地参加预防艾滋病的社会组织活动，多交流，多沟通，积极开展生产自救活动。既然你乘上了这生命的短程列车，就应当更理解和珍视人生的价值，鼓起生活的勇气，善待自己善待他人，珍爱时光，在尽可能长的岁月中过高质量的生活。

自 1985 年报道首例艾滋病病例以来，截止 2011 年底，我国估计现在累计存活的艾滋病病毒感染人数已达到 78 万（62 万 ~ 94 万人），全人群感染率为 0.058%（0.046% ~ 0.070%），疫情覆盖了 31 个省（自治区、直辖市），3 条传播途径（性接触传播、经血液传播、母婴传播）均已存在。就感染率而言，我国目前尚处于低流行国家。但由于我国人口基数大，艾滋病病毒感染者的绝对数很大，艾滋病防治形势不容乐观。那么一般人在得知自己被感染了艾滋病病毒以后，有哪些具体心理反应哪？

第二节　　常见的心理反应有哪些？

否认：这是一种常见的心理反应，某些艾滋病病毒感染者试图通过否认对艾滋病病毒感染诊断做出反应，以便使自己缓解压力，这是一种下意识的自我保护的方式。

震惊：无论一个人做了多么充分的准备，当得知自己感染了艾滋病病毒时，无疑是一个令人很震惊的消息。负面的情感打击会使这个人感到迷茫，不知道要做什么。

拒绝：不承认或不相信自己被感染了，总认为是医生或其他什么地方出了差错，于是不断地更换检测部门，重复做血液检测。

愤怒：为什么会是我！认为只有行为不检点的人才会得这种病，而自己并不是这样的人；或者看到别人多次寻花问柳都平安无事，而自己只有一二次竟然就感染了，感到这个世界太不公平了，因而产生莫名的懊恼和愤怒。

报复：把自己的感染归咎于某个人或某些人甚至整个社会，

因此产生报复心理。

孤独：感染后可能会有很多的疑问、问题和产生心理上的压力和郁闷，又不能或不愿意与任何人说，因而会感到孤独和无助。

恐惧：这是感染者的一种主要心理，其因素有：恐惧疼痛、失去职业。被人知道而被歧视等。

自惭：总认为别人已经知道，并在背后不断地指责和议论自己，因此感到无地自容。

厌世：认为这是一种令人不齿的不治之症，对其生活、志向、自身潜力、性关系、地位、经济稳定和独立性等丧失信心和勇气，产生失落感。随着病情进展、对他人照顾需求的增加，认为自己也就没有理由再活在世上了，因而产生轻生厌世的情绪。

抑郁：抑郁可能源自一系列原因。例如无有效药物治疗导致的无助感、因频繁的医学检查导致对自己控制的失落感、知道他人死于艾滋病以及体验到失去生育和长远计划的潜力等都会成为抑郁的原因。

退缩：有的艾滋病病毒感染者在承认了自己感染的现实后会发生退缩行为（如瘫坐在地上大哭、地上打滚等幼稚行为），也有的觉得自己没用，只想待在家里，把自己关起来，不想见任何人。退缩会使一个人身心衰竭，产生抑郁症等精神障碍。

自杀倾向：艾滋病感染者自杀的倾向较大，尤其是在刚得知感染时和疾病晚期。由于感染者情感混乱造成的冲动反应，或出现艾滋病的中枢神经系统并发症，生活能力下降，人们感到自己已成为负担，便将自杀看做一种解脱，一种避免疼痛、不适或减轻自己、家人耻辱和悲伤的方式。此时他们特别需要关爱与支持。

第三节　如何克服?

专家们指出，艾滋病病毒感染者上述所产生的这些情绪及反应，应该说都是正常的心理反应。不过，虽然产生这些情绪可以理解，但对身体却是有害的。因此，如何克服这种偏激的心理反应，保持平和心态，对感染者今后是否能自我创造一个良好的生活环境是非常重要的。

首先应该正视自己已被感染的事实，同时认识到，只要保持乐观的情绪，感染者生存时间的长短在很大程度上是可以自己把握的，因此应正确地对待这种疾病和享受生活。

应认识到感染艾滋病病毒并不是一种很特殊的情况，这种感染在世界上许多地方都发生过，任何人都可能被感染，因此完全不必要有自卑、自悲心理。如果有条件，可以与其他一些感染者建立联系，定期见面，诉说各自内心感受，宣泄不良情绪和交流保养身体的心得，这样有利于使自己树立重新生活的信心。在日常生活中尽量保持自己的自立能力，比如做些力所能及的家务活，这样可以融洽自己与家人的关系，还可以从中认识到自己存在的价值，从而有利于调节自己的情绪和有利于自身健康。

其次应保持良好的自我感觉。你应坚信，你仍然是过去的自己。不管别人怎么看，自己要尽量使自己融合于社会和家庭之中，要显示出你仍然是他们之中一名负责的成员。

还应使自己永远不失去希望。相信随着社会的进步和科学技术的发展，艾滋病总有一天会被攻克；医生们能找到一种新的方法，从而使你的疾病得到彻底治愈。

即使已到了发病后期，也应该明白死亡对任何人都是不可避免的。应认真回想自己身后必须做出安排的事，平静地走完人生的最后旅途。

专家们提醒，对于艾滋病病毒感染者或艾滋病病人，过重的心理负担和忧郁可导致感染者过早地死亡。因此，如何调整好自己的情绪，学会与朋友、邻居友好相处，对于延长生命，提高生活质量是非常重要的，从某种程度上说，它的重要性甚至跟药物是等同的。

第四节　如何对待自己身边感染艾滋病病毒的家人或朋友？

如果你的家人、朋友感染了艾滋病病毒，同样也要冷静而坦然地面对这一现实。

（1）没有必要为自己的亲属感染了艾滋病病毒而感到难堪和内疚，更不要因自己的亲属感染了艾滋病病毒就采取蔑视或歧视的态度。这样不但丝毫不能改变他（她）已感染这一现实，而且对感染者的心理生理健康也有害无益。应该知道，任何人都有可能感染上艾滋病病毒。在感染者中，可能有一部分人有这样或那样的不良行为，但不能以此来判定所有感染者都是由于自己行为不检点造成的，所以不能认为感染者都是自作自受。

（2）应该像对待感染其他疾病的家庭成员一样，勇敢地承担起对感染者的护理义务，于亲情于道义都应做出这样的抉择。需要明确，艾滋病并不可怕，除了目前尚不能治愈外，还是有办法预防的，其传染的危险性比经呼吸道传播的疾病要小得多。

第十章　如何预防和控制艾滋病的传播？

第一节　采取有效措施，切断艾滋病的主要途径

1. 预防艾滋病经性途径传播

宣传和鼓励单一的性关系，是预防艾滋病经性行为传播最有效的措施。这对于绝大多数人来说是有效的，对于一部分人来说可能没有明显效果。对于不能保持单一性关系的人来说，每次性行为都使用安全套，则是预防艾滋病经性传播的有效方法。艾滋病通过性途径行为传播流行，主要表现方式之一就是卖淫嫖娼现象的广泛存在。在 20 世纪 90 年代，经卖淫嫖娼造成的艾滋病流行是泰国和柬埔寨艾滋病流行的主要方式。两国政府开展了全国范围内推广娱乐场所 100%安全套的政策，有效控制了艾滋病的流行。据联合国艾滋病规划署和世界卫生组织估计，泰国 100%安全套政策大约预防了 200 万人感染艾滋病。

同事或朋友、熟人间发生的性关系，则是造成艾滋病经性途径传播流行的另一种性行为方式。这种方式是非洲艾滋病流行的主要传播方式，它所造成的艾滋病流行更不容易控制。此外，感染者病死后，配偶移居外地再婚，也是艾滋病经性途径传播的一种重要方式。

此外，艾滋病经男男性行为方式传播，是很多西方国家重要的流行方式之一。在欧美一些国家，由于宣传和干预，老一代男男同性恋者中，艾滋病新发感染明显减少。而在新时代的青年中，艾滋病高危行为普遍存在，新发感染有上升趋势。在亚洲地

区，男男性行为人群中的艾滋病感染者数也在上升。

2. 预防经注射吸毒传播

禁绝毒品是非常困难的。尽管全球都在努力，但吸毒状况并没有明显改善，新型毒品还在不断增加。

造成吸毒人群艾滋病流行的主要原因是共用注射器。全球范围内几十年是实践证明，强制戒毒或劳教戒毒的长期戒断效果很有限。而采用美沙酮维持治疗或针具交换，则可以有效控制吸毒人群中的艾滋病流行。

在澳大利亚，由于在艾滋病流行早期就开展了针对吸毒人群的有效防控措施，包括美沙酮维持治疗、针具交换等，吸毒人群中的艾滋病感染率一直维持在很低的水平。在我国香港特别行政区，由于在艾滋病流行前，即 1970 年，为预防丙型肝炎在吸毒人群中流行，开展了美沙酮维持治疗工作，也使得该地区吸毒人群的艾滋病感染率很低。这些都是在流行尚未发生前就采取预防措施，并取得明显预防效果的典型例子。

在美国东部的纽约市，从 20 世纪 80 年代中、后期就开展针具交换和美沙酮维持治疗工作，约 10 年后，吸毒人群中艾滋病感染率从原来的 50%减少到 20%左右。这是已经发生流行后，采取措施使得疫情得到控制的典型例子。纽约市的经验也告诉我们，等疫情发生后再采取控制措施，要远比在疫情发生前采取预防措施困难得多。更重要的是，已经有很多人因为措施延迟而被感染。

中国内地针对吸毒人群的艾滋病预防措施，是在总结世界各国经验的基础上，结合中国的实际情况，采取了禁毒与预防艾滋病并举的综合策略。一方面，把强制戒毒、劳教戒毒和美沙酮维持治疗作为禁毒和控制艾滋病的双赢策略措施，使这些措施能够形成有机互补。另一方面，把握美沙酮维持治疗和针具交换两项措施在城市和农村各有侧重，以更好地发挥这些措施的效果。尽管中国内地开展这些措施比较迟，但进展很快。在美沙酮维持治疗方面，已经成为全球美沙酮门诊数量和治疗病人数量较多的国家之一，从而有效地遏制了毒品蔓延和吸毒引发的艾滋病问题。

3.预防母婴传播

随着艾滋病疫情的发展，育龄妇女感染艾滋病的人数不断增加，造成通过母婴传播感染艾滋病的人数也在增加，尤其是在疫情严重的非洲国家。

预防艾滋病母婴传播的首要策略是预防育龄期妇女感染HIV。而这一策略主要靠预防经性途径传播和预防经吸毒传播来实现。

预防艾滋病母婴传播的更多措施还是在孕产期采取。孕产妇艾滋病感染检测和对感染孕产妇的抗病毒药物治疗，大大减少了艾滋病的母婴传播。据美国疾病控制中心估计，由于广泛使用抗病毒药物阻断母婴传播，美国的母婴传播已由20世纪90年代早、中期的每年约1650名儿童感染下降到2002年的约200名儿童感染。

随着抗病毒药物的广泛使用，广大的发展中国家也在较大范围内实施了母婴抗病毒阻断工作。中国自2003年开始实施母婴阻断工作，目前已经在全国各省开展了此项工作。

第二节　开展艾滋病检测，尽早发现艾滋病病毒感染者／艾滋病病人

许多国家的成功经验已经表明，检测咨询是艾滋病预防、治疗、关怀工作的一个重要组成部分，作为艾滋病预防工作的切入点，检测咨询服务能够帮助HIV感染者和艾滋病病人尽早得到广泛的服务，包括医疗关怀、心理、情感支持以及来自社会的帮助。对于HIV抗体检测阴性者，通过咨询和指导，帮助他们改

变危险行为，降低将来感染 HIV 的风险。同时，在怀孕妇女产前保健工作中提供艾滋病咨询检测服务，可作为预防艾滋病母婴传播的切入点。

如果能提供抗病毒治疗，那么在出现晚期临床症状前诊断艾滋病病毒感染，可以大大减少发病率和死亡率。即使不能进行抗病毒治疗，通过服用抗病毒药物来预防母婴传播也可以取得良好的效果。早期诊断还可以及时地为感染者提供相关的知识和方法来预防传染他人。通过 HIV 检测咨询作出的诊断越早，取得的社会效益就会越大，这包括减缓 HIV 机会性感染的进程，增加安全性行为，减少发病和死亡对社会经济的影响等。另一方面，HIV 检测和咨询服务有助于危险行为的改变。大多数 IV 感染者在得知自己感染了 HIV 以后，会大大减少能够传播 HIV 的行为。

在过去 30 年里，检测与咨询策略发生了很大的变化。在流行早期，检测只是作为了解艾滋病疫情的一种手段。由于没有很好的预防措施和治疗方法，鼓励艾滋病感染者检测，并没有作为一项重要策略。直到 20 世纪 90 年代的中后期，自愿咨询检测才作为一种发现感染者、减少传播的策略开始提出来。但这时候的策略，更多强调感染者自愿选择的权利。直到近几年，通过广泛检测发现更多感染者，才作为控制艾滋病的一种策略被提出。为了促使更多的 HIV 感染者知晓自己的感染状况，以促进艾滋病预防和治疗工作的更加广泛和有效的开展，HIV 检测咨询工作必须要扩大。因此，在上述工作的基础上，2006 年 9 月，美国疾病控制中心在自愿咨询检测的基础上，又提出了医务人员倡导艾滋病主动检测的新策略。这一检测策略，更多地把艾滋病检测作为一种常规的医学检查，淡化其特殊性。这不仅有利于发现更多的感染者，也有利于减少艾滋病的歧视。从 2007 年开始，世界卫生组织和联合国艾滋病规划署，也积极支持在艾滋病流行地区的医疗场所开展医务人员推动的艾滋病检测策略。这些检测策略的变化和广泛使用，使得艾滋病检测更加方便。感染者可以较早地发现自己的感染状况，不仅为延长生命、提高生活质量提供了机会，同时对于减少新发感染，控制艾滋病流行，起到了积极作用。

第三节　开展宣传教育，普及艾滋病防治知识

了解传染病，认识传染病，让广大群众掌握预防传染病的基本知识是控制各种传染病的前提。通过开展形式多样的宣传教育活动，普及预防艾滋病的基本知识，让群众掌握艾滋病防治知识，提高全民防范艾滋病的意识和能力，倡导文明健康的生活方式，是预防和控制艾滋病的治本之策。为了更好地动员宣传群众，加深广大群众对艾滋病的认识，1987年世界卫生组织确定每年12月1日为"世界艾滋病日"，要求全球各国在"世界艾滋病日"前后组织开展多种形式的预防艾滋病宣传活动，宣传艾滋病传播途径和预防方法等基本知识，介绍全球及当地艾滋病疫情的最新情况、各领域研究的最新进展、各地防治工作开展及取得的成效等等。30年的实践经验表明，这是一种很有效的措施，它在呼唤人们关注艾滋病，在提高群众艾滋病基本知识以及减少社会歧视等方面起到了积极的作用。

1. 媒体宣传

随着科学技术的发展，报纸、广播、电视、网络等媒体发展迅速，对人们生活的影响也越来越大。媒体有着传播速度快、覆盖范围广、受益人群多等特点，在报道艾滋病相关防治或科研活动、艾滋病研究最新进展情况等方面，有着不可替代的作用。同时，媒体在宣传艾滋病防治政策、消除群众恐惧心理、减少社会歧视、增强群众自我保护意识、创造有利于预防控制艾滋病的社会支持性环境等方面都起到了其他宣传方式所不能达到的效果。

媒体宣传是科学与艺术的结合，既要考虑宣传内容本身的科学性，更要考虑宣传内容的新颖性和宣传形式的趣味性。它首先应该能够吸引观众和读者，其次才是能在观众或读者中产生期望的效果。

媒体宣传是一把双刃剑，不宣传艾滋病的严重、可怕性、群众就会不关注、不重视，更不会去主动防范，起不到通过宣传促进预防的目的；而过分宣传艾滋病的严重性，又会引起群众过度反应，产生歧视，对 HIV 感染者和艾滋病病人产生歧视，使得防治工作难以开展，也不利于艾滋病的预防和控制。早期的媒体宣传，更多的强调了艾滋病的严重性、可怕性，过分强调了艾滋病无法治愈和很高的死亡率，忽视了艾滋病的传播途径有限性。过分宣扬艾滋病传播渠道的特殊性，如同性性行为、多性伴、吸毒等，在流行初期艾滋病被妖魔化，在老百姓中造成了恐惧，从而也加深了人们对感染者人群的歧视，使他们更加边缘化。这种现象在艾滋病流行初期成为许多国家的一个共性问题。

随着歧视问题的出现，艾滋病专业人员和新闻工作者们也都注意到了这一点，并立即开始纠正。更多的、更加温馨的艾滋病宣传逐渐在媒体增多，更多的感染者也勇敢地站出来，努力争取人们的理解和支持。歧视现象逐渐好转。不过，更多的现实告诉我们歧视现象依然存在，在很大程度上，仍然是阻碍人们接受检测和治疗的主要原因。

2. 普通人群和特殊人群的宣传

在宣传工作中，究竟是把重点放到高危人群还是普通人群上，也有着不同的看法。有人认为，对高危人群的宣传教育是艾滋病防治工作的重中之重；也有人认为，对一般人群的宣传应该放在各项艾滋病防治工作的首位；也有人提出，高危人群和一般人群同等重要。实际上，这些观点并不排斥，无论是普通人群还是高危人群，都需要掌握艾滋病的基本知识。没有广大群众的支持和理解，就不可能营造出一个有利于艾滋病防治的社会环境，各项防治措施就很难落实。

一般来说，在艾滋病流行的初期，感染者主要集中在高危人群中。能否将 HIV 流行阻断在高危人群内，防止其向一般人群蔓延，是预防控制艾滋病的关键。而针对高危人群的一些有效干预措施涉及敏感问题，如安全套的使用、针具交换等。要让社会理解这些措施的必要性，就必须广泛开展宣传活动，普及预防艾滋病的基本知识，让社会接受、支持这些措施的实施。要让群众认识到，阻断艾滋病从高危人群向一般人群蔓延，不仅是保护高危人群免受感染，也是保护社会的其他人群，以至于保护他们自己，从而能理解和支持在高危人群中采取各种控制措施，最终建立起一种有利于开展防治工作的社会环境。

只有在高危人群中采取有效的控制措施，才能在流行的早期控制住艾滋病的蔓延。只有大张旗鼓地在一般人群中开展预防宣传，艾滋病预防控制活动才能引起社会的广泛关注，才能创造出一种自由宽松的社会氛围，对高危人群的各种干预措施才能获得人们的理解和支持。可以说，对高危人群的预防干预是控制艾滋病流行的关键，而开展对大众人群的宣传是营造艾滋病防治的有利环境，是成功控制艾滋病的前提条件。从世界上控制艾滋病工作取得较好效果的几个国家来看，没有一个国家是靠某一单独形式的宣传，实现了控制艾滋病流行的目的。在澳大利亚、泰国、乌干达等国家，几乎无一例外地开展了针对全民的艾滋病宣传，同时加大针对特殊人群的宣传和预防干预措施。

3. 同伴教育

同伴教育是一种在特定人群中开展宣传教育非常好的方式。同伴教育是利用群体中有影响的人，传递艾滋病相关信息。这一方法已经在全球不同地区的不同人群中广泛应用，并证明是一种行之有效的方法。同伴教育与常规的宣传教育方式相比，同伴教育方式在提高青少年艾滋病基本知识以及采取安全性行为方面，明显优于常规的宣传教育方式。在加纳的一项研究表明，与那些从其他渠道获得预防服务的人相比，从同伴教育员获得预防服务的人更多地采取预防措施保护自己免受 HIV 感染。在雅典中学生中开展的预防艾滋病同伴教育活动也获得比较类似的结果，同伴教育更能影响青年学生采取措施，保护自己免受 HIV 感染。同伴教育方法在男男性行为人群中实施也是有效的。在俄罗斯和保加利亚开展的以同伴教育为主的预防干预试验研究发现，男男性行为人群中，不安全性行为从干预前的 71.8% 下降到干预后的48.4%，多性伴性关系从 31.5% 下降到 12.9%。在中国成都市的一项研究说明，参与式同伴教育能够更加有效地促进安全套的使用。在格拉斯哥开展的研究显示，同伴教育更能促进男男性行为者寻求性健康服务，但对性行为本身的影响不大。

女性越来越多地受到艾滋病的威胁。为了减少妇女受到 HIV 感染的威胁，美国疾病控制中心于 2003～2007 年实施了针对女性的艾滋病预防项目，旨在改变社区观念，提高妇女及其性伴安全套的使用。项目采取社区动员等多种形式，包括街头外展服务、单个交流、典型故事、社区网络、小组活动等。研究表明，这种方式能够有效地减少艾滋病传播的危险行为，促进妇女们谈论艾滋病和性行为，提高协商能力以减少 HIV 感染和提高总体健康状况。

有效开展艾滋病防治健康教育工作，白银市进一步加强了对领导层的开发和政策倡导，召开了多部门协调联席会议，对党政领导干部进行了培训，营造了良好的政策支持环境，充分发挥艾滋病防治各成员单位的作用，动员社会各种力量开展健康教育活动。白银市举办了多次大型艾滋病防治健康教育活动，如"预防艾滋病 千人环城跑"、"春节艾滋病社火宣传表演"、"JICA 杯艾滋病知识电视竞赛"、"红丝带爱心元宵灯展"、"全面贯彻落实《艾滋病防治条例》实施一周年健康教育活动"、"白银市农民工预防艾滋病健康教育与咨询检测活动"等，并且自编自导自演反歧视情景剧"生命"，以文艺表演方式进行艾滋病健康教育宣传，在街道社区先后开展了一系列艾滋病防治健康教育和反歧视讲座，在白银电视台播放艾滋病防治健康教育片《携手红丝带—预防艾滋，从我做起》、《携手红丝带—预防艾滋，共享人生》12 次，在白银日报、白银广播电视报和白银邮政报刊登艾滋病防治知识 26 期。

通过广泛的健康教育活动和媒体宣传，全市营造了良好的政策支持环境和反歧视氛围，提高了大众人群艾滋病防治知识知晓率。使大家能够正确认识艾滋病，消除不必要的恐惧心理，能够正确对待艾滋病感染者／艾滋病病人，给他们更多的关爱，不歧视他们。

第四节　在有效预防和控制艾滋病的流行方面，中国的艾滋病防治政策与策略

自 1981 年以来，艾滋病已经蔓延到世界的每一个角落，现已成为除贫穷和气候变化外，对人类发展和安全的非传统威胁。与艾滋病相伴的历史，也是全球与之斗争的历史。中国的艾滋病防治是世界艾滋病防治的重要组成部分。中国艾滋病防治政策与措施的出台离不开整个大的国际环境的推动和国际社会的支持。从艾滋病发生以来，各国逐渐达成共识，全球需要在一个框架下应对这个共同的挑战。联合国系统通过提供各种技术支持、资源动员和政策倡导，成为了全球抗击艾滋病的先锋和领袖。

1. 御艾滋病于国门之外（1985～1989 年）

在 1985 年之前，中国尚未报告 HIV 感染者和艾滋病病人，仍是一片净土。依据对传染病防治的传统经验，提出了"御艾滋

病于国门之外"的策略，这既是主动预防的传统防治思想的指导，也是出于当时对艾滋病及其流行特点认识的局限性。在1984年9月，中国由卫生部、对外经济贸易部（现在的商务部）和海关总署联合下发《关于限制进口血液制品防止艾滋病传入中国的联合通知》，1986年12月3日发布的《中华人民共和国外国人入境出境管理办法实施细则》中规定，禁止患有艾滋病、性病的外国人入境。中国进一步限制血液制品进口，封存了1985年10月以前国外没有开展HIV抗体检测的进口人血丙种球蛋白。同时，卫生部着手对血液制品生产进行管理，1988年4月，在《关于整顿血液制品生产管理的通知》中要求开展献血员的HIV抗体检测工作。

在组织机构上，于1986年成立了全国性病防治中心，在监测性病的同时关注艾滋病的发病情况；1986年10月，成立了国家艾滋病预防和控制工作组；1988年建立了中国预防性病艾滋病基金会。可以看出，尽管当时的政策文件和防治策略已经逐步涉及艾滋病预防控制的几个关键环节和重点监测人群，这些法规基本上还是比较单纯的"御艾滋病于国门之外"思想的表现，目的是阻止艾滋病由境外传入。文件要求严格观察使用国外血液制品的患者，发现可疑病例及时报告，并要求医学情报部门密切注意该病在国外的动态并及时宣传。在这个阶段中国的艾滋病防治政策是以防止艾滋病的"传入"为主。但是随着中国改革开放政策实施以后，国际交流不断壮大，在全球经济化、一体化的趋势下，当时的这种以防止"传入"为主的艾滋病防治策略只能在较短的时间内发挥有限的作用。而且当时的这些"政策文件"大部分停留在国家层面。地方政府和政府部门几乎没有采取实质性的行动。

2. 积极预防监测阶段（1990～1994年）

在这一时期，中国局部地区出现艾滋病集中流行，主要是集中在云南边境的静脉吸毒人群，同时性病报告病例呈快速上升趋势。1990年卫生部与世界卫生组织共同制定了《中国预防和控制艾滋病中期规划》。在当时流行情况和科学发展水平下，"1990年规划"是一个涉及面比较广的防治规划。依照该规划的要求，部分地区开始了规范的监测和检测工作，建立了监测哨点，部分省建立了艾滋病确证实验室以及初筛检测实验室，培训了监测、检测、健康教育和干预以及临床治疗人员；开展与世界卫生组织等国际组织和其他国家有限的合作。这一时期，各省根据中央的要求，开始制定针对当地的艾滋病防治对策。

在目标人群干预方面，在打击卖淫嫖娼的同时，要求对卖淫嫖娼者强制进行性病检测、治疗；在打击贩毒吸毒同时，对吸毒人员进行强制性戒毒和开展艾滋病血液筛查以及部分性病检测。但由于当时的政策环境，对这两类高危人群开展干预活动尚有一定的阻力，在行为干预方面的工作几乎没有开展。

由于当时中国限制了血液制品的进口，各地的血液制品需求增加，导致各地的血液制品生产单位的生产量大幅增加。尽管1988年颁布的《关于整顿血液制品生产管理的通知》中要求必须对献血员进行艾滋病抗体检测，但由于血液制品生产单位数量多，原料血需求市场大，在血液制品生产领域泥沙俱下，鱼龙混杂，难免出现漏检、不检的情况，一些地区因利益驱动还出现了非法地下血站，为日后的艾滋病经采供血途径传播流下了重大隐患。

在1986年成立的国家艾滋病预防和控制工作组的基础上，1990年9月成立了国家艾滋病预防和控制专家委员会，同时政府已经意识到非政府组织在中国艾滋病预防控制工作中的重要作用。对非政府组织的发展给予了积极的支持和扶植。1990年以来，中国已先后成立了中国性病艾滋病防治协会、中国预防控制性病艾滋病基金会、中国防治药物滥用协会、中国性学会、中国戒毒协会等一批与艾滋病防治有关的群众团体。他们与原有的中华医学会、中华预防医学会、全国总工会、全国青联一起，形成了一个新老组织相结合的、覆盖了各目标人群的、能深入到中国社会的基层网络。他们长期活跃在艾滋病预防控制的第一线，在高危人群的干预、大众人群的健康宣传教育、感染者和病人的关怀支持以及推动全社会关注艾滋病防治工作方面发挥了不可替代的作用。

3. 全面务实防治阶段（1995 年至今）

在这一时期，全国报告艾滋病病人和艾滋病病毒感染者人数迅速上升，云南省吸毒人群中艾滋病病毒感染流行地区明显扩大至全省各地州，并且迅速向新疆、广西、四川等地传播。1995年初中国中部一些地区的有偿供血员中发现为数不少的艾滋病病毒感染者，经性途径传播的感染者人数也在不断增加。在面临艾滋病广泛流行的局面下，国家防治政策出现了一些明显的针对性调整。其策略变化主要表现如下：

首先，中国政府高层对艾滋病的危害认识加深，采取的政策更为主动，立法成分加大。1995 年颁布了《关于加强预防控制艾滋病工作的意见》，要求在宾馆、酒店、发廊、娱乐场所积极宣传使用安全套（避孕套）。1996 年成立国务院防治性病艾滋病协调会议制度，使这一有效的策略有了强有力的政策支持环境，1997 年颁布的《中华人民共和国献血法》、《血液制品生产管理条例》等系列血液安全管理法律和法规，使得血液及血液制品纳入法制化管理，血液安全得到大大的改善。1998 年、2001 年和2006 年国务院制定和下发的《中国预防和控制艾滋病中长期规划（1998～2010 年)》、《中国遏制与防治艾滋病行动计划（2001～2005 年)》和《中国遏制与防治艾滋病行动计划(2006～2010 年)》是中国防治艾滋病的主要政策性文件，确定了中国艾滋病防治工作的目标、策略和工作措施。修订的《中华人民共和国传染病防治法》和《关于对艾滋病病毒感染者和艾滋病病人管理意见》等。2006年，经过4年的努力，中国《艾滋病防治条例》出台，这是中国艾滋病防治工作纳入法制化管理的一个里程碑。此后，中国的艾滋病防治工作全面进入依法防治的阶段，进入了在法律的框架下常态化管理的局面。

其次，工作机制由卫生部门的单打独斗向多部门合作和全社会参与转化，务实干预、从小规模的试点向大范围推广。随着对艾滋病认识的深入，在国际社会倡导的推动下，中国艾滋病防治领导层认识到多部门动员和全社会参与对艾滋病预防控制的倡导工作。1994年非法采浆卖浆事件造成大范围艾滋病流行的事件被揭开，艾滋病问题开始引起中国高层领导的高度重视，并认识到这个问题的复杂性，非卫生部门一家所能解决。1996年中国国务院成立了国务院防治艾滋病协调会议制度，由34个部委（局）成员单位组成，定期召开协调会议，会商解决与艾滋病防治相关的重大问题，并促成了中长期规划和行动计划的出台。在此基础上，2004年成立国务院防治艾滋病工作委员会，时任国务院副总理的吴仪同志担任委员会主任。她深入艾滋病高发地区，探望病人，了解疫情。随之，温家宝总理、胡锦涛总书记先后接见艾滋病病人和艾滋病病毒感染者，与感染者共度春节，宣布"四免一关怀政策"，向他们提供治疗和关怀救助，将艾滋病防治的政治承诺提升到一个前所未有的高度。同年发布《国务院关于切实加强艾滋病防治工作的通知》，成为新时期防治艾滋病的纲领性文件。温家宝总理强调艾滋病的防治是政府责任，并且多次在国务院会议上听取了艾滋病防治的专题汇报，于2006年提出9项加强防治工作的措施。胡锦涛总书记提出"艾滋病防治是关系到我中华民族素质和国家兴亡的大事，各级党政领导须提高认识，动员全社会，从教育入手，立足预防，坚决遏制其蔓延势头"。国家最高领导人的政治承诺和务实举措，保证了政府主导、多部门合作格局的形成与加强，推动了各项艾滋病防治措施的落实。

在艾滋病的预防控制干预方面，在借鉴了国际上有效干预方法的基础上，结合中国国情和本地实际情况，针对暗娼、男男性行为者、吸毒人群、性病病人等主要高危人群大胆开展各项试点工作，如100%安全套推广使用、生殖健康和性病服务为主要内容的综合干预，不断探索和摸清各类高危人群有效干预策略和模式，在有效试点的基础上，鼓励根据当地实际，进行全国服务内的推广，进一步控制艾滋病经性途径的传播；将社区药物维持治疗与国家禁吸戒毒工作有机地结合起来，在2004年开展的成功试点基础上，有力推动社区药物维持治疗的全面开展，不断提高社区药物维持治疗的可及性；借鉴国际经验，在试点成功的部分农村地区和吸毒人群较分散的地方，推广清洁针具交换工作，作为美沙酮维持治疗工作的立体化补充；根据示范区等项目的试点经验，完善国家的预防母婴传播工作指南，将预防艾滋病母婴传播工作纳入妇幼保健系统的常规工作，规范预防艾滋病母婴传播综合服务，保障预防艾滋病母婴传播各项服务措施的落实。

第三，政府高度重视HIV感染者的治疗与关怀，根据中国的防治实际，形成科学防治的技术策略体系。1999年4月，卫生部下发的《关于对艾滋病病毒感染者和艾滋病病人的管理意见》中对HIV感染者和艾滋病病人的权利与义务、医疗照顾、保密、社会救助、教育等诸多方面做出了明确的规定；2001年5月国务院下发的《中国遏制与防治艾滋病行动计划（2001～2005年）》中亦明确提出"建立以社区为基础的艾滋病预防、治疗和护理体系；对已感染艾滋病病毒的孕妇采用药物和其他干预手段，控制艾滋病病毒的母婴传播；要提高对HIV感染和艾滋病病人的医疗服务能力，关心他们的医疗"。这一切都成为向HIV感染者和艾滋病病人提供关怀和支持的政策保障。围绕艾滋病是慢性传染病，我国形成了以减少新发感染、降低病死率、提高感染者和病人的生存质量出发的核心技术策略，走向针对各个环节的科学防治与技术更新的常态化道路。这三个环节中，减少新发 HIV 是关键与基础，控制艾滋病的关键依赖此环节技术策略的突破。中国已经形成有效遏制艾滋病的流行与蔓延的立体防控网络。

普及艾滋病防治知识，提高自我防范艾滋病的意识和能力，降低高危行为的发生率，主要体现在三个方面一是全社会的普遍宣传，二是青少年的重点教育，使其远离毒品、远离不良行为，三是结合干预工作对高危和重点人群的专业宣传教育，向他们传递准确科学的艾滋病防治信息，引导他们改变危险行为。

加强疫情监测，实现艾滋病疫情报告由匿名向实名转变，这是在提供服务实现以病人和感染者为中心的发现病人、治疗病人、提供救助和关怀的一系列的准入性的保障；开展针对性的艾滋病咨询检测，推广替代检测咨询，对开展疫情报告和自愿咨询检测的工作效率，提高感染者掌握率和随访率及保障后续服务的提供方面，起到了积极作用。

加强结核、性病和丙肝的合并症防治管理，进一步控制艾滋病的传播，结核与艾滋病的合并感染是艾滋病的主要致死原因，控制结核对于提高艾滋病感染者的生活质量，促进其积极预防和生活，是相对成本低而效益好的艾滋病综合管理策略。性病、丙型肝炎和艾滋病的传播途径类似，都可以通过血液和性途径传播。性病病人特别是有生殖器溃疡的病人，更容易通过性接触传播和感染 HIV。性病在中国流行和蔓延比较严重，积极治疗性病可以降低 HIV 感染的危险性。因此，预防性病和预防艾滋病的性传播需要紧密结合。静脉注射吸毒者丙肝病毒的感染率很高，同时，丙型肝炎引起的肝损害增加了艾滋病抗病毒治疗的复杂性和难治性，慢性丙型肝炎已经成为威胁艾滋病病人并致死的又一原因。因此，预防艾滋病的措施既可以有效预防丙型肝炎，也可以通过丙型肝炎的防治，进一步控制艾滋病的传播。

第十一章　毒品与艾滋病

第一节　什么是毒品?

提起艾滋病病毒的传播途径,人们很自然会想到静脉注射毒品。特别是在我国的西南和西北地区尤其如此。将艾滋病和毒品联系在一起的行为是共用注射器。那么什么是毒品哪?

根据我国《刑法》的有关规定:毒品是指鸦片、海洛因、甲基苯丙胺(俗称冰毒)、吗啡、大麻、可卡因以及国家规定管制的其他能够使人形成瘾癖的麻醉药品和精神药品。毒品可以是植物的提取及加工品,如鸦片、吗啡、海洛因(俗称"白面""白粉""四号"等)、可卡因、大麻;也可以是人工合成的化学制品,如冰毒、摇头丸(又称"狂欢丸""狂喜丸")。毒品的种类繁多,鸦片类毒品有鸦片(大烟)、吗啡及海洛因。它们都具有毒性、易成瘾。长期吸食或注射会使人消瘦,体质下降,易感染病毒性肝炎、艾滋病、性病,易使人产生幻觉导致精神失常,使用过量会导致呼吸停止而死亡。兴奋剂是毒品家庭中新兴的一族。对青少年的危害尤为严重。目前较为流行的兴奋剂有可卡因、冰毒及摇头丸等。它们具有上瘾速度快,致幻作用强,损坏人的大脑,表现出精神病状态,甚至中毒死亡的特点。

第二节　毒品与艾滋病

据调查资料显示:15~24 岁的青少年占新增艾滋病感染病例的45%,成为艾滋病蔓延最迅速的高危人群。由于青少年生活方式改变，未婚先孕，性传染病与艾滋病的危险性大大增加。

艾滋病在吸毒者中传播十分迅速主要有两方面的原因，一是吸毒者常常会共用没有消毒的注射器通过静脉把毒品注入体内，使病毒通过血液传播；二是吸毒者常伴有性行为混乱，特别是妇女吸毒，她们多数为了凑集毒资而卖淫，她们若感染了艾滋病病毒就会通过性接触方式传给他人。因此，远离毒品是青少年预防艾滋病的重要防线。

有些人他们认为吸毒是一种时尚、高级的享受，吸起这个毒就代表自己有身份、潇洒有钱。就是在这种错误认识的影响下，有不少通过自己努力致富的年轻人就开始吸毒了，最后弄得倾家荡产。一个人不吸毒还是比较容易的事，一百个人、一千个人不吸毒就是一个浩大的工程。拒绝毒品必须要从第一口开始，甚至要从不抽陌生人的香烟开始。

为什么这么说呢？因为毒品有的时候会穿上伪装的外衣，会以兴奋剂、兴奋药之类的形式出现，或者会告诉你，这种毒品是新产品，不会上瘾，对这些大家要有起码的认识的能力。专家提醒大家，是毒品都会上瘾，都必然造成对身体的损伤，否则国家也不会通过法律来强制管理。

有时出于好奇的一种心理，也有的贩毒的人也会把毒品放在香烟当中，或者做成各种形状的"药片"或"胶囊"，并且以用药以后会如何"好玩"、"刺激"、"快活"等来引诱人们。在国外，贩毒者常常在学校的附近来引诱学生吸毒，贩毒者开始还是免费让人们吸毒，等到人们成瘾以后自然就会把腰包里的钱掏出来从贩毒者手中来买毒品。还有一些地区，贩毒者非常猖狂，甚至追到刚刚从戒毒所戒完毒的人家中再劝对方再吸一口。贩毒者心里清楚，刚刚戒完毒的人再抽一口就会回头，再度成为他们的"客户"了。而且，有些毒贩为了利益的需要，往往会先免费提供，让你染上毒瘾以后，他就可以源源不断地来销售毒品。在现实生活中要具体做到以下几点：

（1）建立并保持健康的生活方式是青少年预防吸毒的首要因素，讲究卫生，合理营养，坚持锻炼身体，保证睡眠充足，不吸烟，不饮酒，同时注重保持心情愉快，积极参加各种集体活动。这种规律而健康的生活方式，极大地降低了青少年接触毒品的机会。

（2）要慎重交友，不占小便宜，要少结交社会中有劣迹人员。尽量不要涉足公共娱乐场所，特别是可能涉毒的场所。要有良好的决策能力，果断、坚决地拒绝伙伴递来的香烟。吸烟为吸毒创造了"有利"的前提条件。特别是不要抽陌生人的香烟和不吃来历不明的一些糖果和饮料。做人要正直，如果经常爱贪小便宜，就容易被坏人利用，有时这些"便宜"的背后隐藏着巨大的阴谋。

（3）要树立正确的人生观，价值观，不盲目追求享受，寻求刺激，赶时髦。

（4）在生病时应该去到正规医院就医，按医嘱服药，不要随便去私人药店或者到无行医执照的"江湖郎中"那里去看病，因为经常服用某些镇痛药或安眠药能使人产生幻觉或上瘾，从此踏上不归路。更不能相信毒品可以治病，毒品能够解脱烦恼和痛苦等等这些话。要树立憎恨毒品、远离毒品的意识。

（5）不要结交有吸毒、贩毒行为的人。要树立吸毒违法、贩毒有罪的认识。

（6）进歌舞厅一定要谨慎，决不吸食摇头丸、K粉等兴奋剂；树立自我保护意识和一种责任意。

（7）即使自己在不知情的情况下，被引诱了、被欺骗吸毒了，有了第一次，也要珍惜自己的生命，不再吸第二次，更不要吸第三次。更不要去共用注射器吸食毒品，从而使自己成为性病、艾滋病的易感人群。

　　总之，青少年要充分认识到毒品给个人、家庭、社会带来的危害，努力做到自尊、自信、自爱、自强，珍爱生命，远离毒品。

第三节　　青少年吸毒的原因有哪些?

　　目前，毒品问题在世界范围内泛滥，吸毒人数在不断增加，这些新增的吸毒者中绝大多数是青少年。我国也不例外，一些地区的吸毒者中 35 岁以下的青年已经达到 80% 左右，而且正朝着低龄化发展，越来越多的未成年人开始吸毒，为什么青少年成为吸毒成瘾的高发人群哪? 根据国内外的调查结果发现，引起这种情况的原因一般大致归结为以下几种:

1. 受好奇心的驱使

　　青少年身心发育尚未成熟，世界观、人生观、价值观尚未形成，思想幼稚、好奇是此年龄段的特有心理，对任何事物都存在强烈的好奇心和探索欲望。但是，他们往往缺乏必要的文化科学知识和辨别是非的能力，当听说吸毒后"其乐无穷"时便想试一试，从而一发不可收拾，被毒魔死死缠住不能自拔。有的女孩子听说吸毒可以减肥，竟然信以为真，结果生命逝去的速度比体重减轻的速度还要快。有的抱着"找一下吸毒的感觉"、"抽着玩玩"、"尝尝新鲜"等念头，还有一些青少年则认为，"我只想知道吸毒是怎么一回事"、"我不信它有那么神"、"吸一口不要紧"等心态，在毒品面前放任自己的好奇心，就好比在悬崖边抬脚试探崖底有多深一样危险。有的也知道吸毒有害，但在一试无妨的冒险、侥幸心理驱使下误入歧途，甚至要付出生命的代价。好奇心人皆有之，但要控制住对毒品的好奇心。抵制住毒品的诱惑，千万不要相信"吸一口没事"、"吸一两次不会上瘾"、"吸毒，挺好玩的"等害人说法。要养成从小不吸烟，长大不吸毒的良好品质。

2. 受同伴或朋友的诱惑

青少年往往对毒品危害认识并不全面，他们分辨是非的能力比较差。现在许多影视节目中都会看到关于吸毒贩毒的情节内容，听到许多他们喜欢的明星、影星吸毒报道，还会看到自己周围的朋友、同学中有人在吸食毒品，听到"吸毒是享受、吸毒是时尚的标志"等谣言。很容易受其影响，于是自行模仿或者在同龄人的劝说下吸食毒品，导致一发而不可收。青少年重感情、讲义气，在交往中容易形成亲密的伙伴关系，有时易产生盲目的从众心理，不能正确把握自己的行为，容易受到同伴和朋友的诱惑。

3. 家庭环境在青少年的成长过程中起着重要的作用

良好的家庭环境可以促进和保障青少年身心的健康成长，不良的家庭环境则往往成为青少年违法犯罪的重要原因。尤其作为人生第一任教师的父母的言行，更是直接影响着青少年的健康成长。本身言行不检点的父母常常成为其子女的恶的榜样，成为子女走上违法犯罪歧途的引路人。正如德国卫生与社会事务秘书长法特曼在探究西方青少年吸毒泛滥成灾的原因时所说："青少年学他们父母的榜样，这些当父母的人也使用社会已接受的毒品如酒精和尼古丁等。"事实表明，许多青少年吸毒成瘾即是其父母或其他家庭成员言传身教的结果。除了家庭成员的吸毒行为直接成为青少年吸毒的原因外，一些家庭父母离异或者长期外出，孩子得不到正常的教育；一些经济条件好的家庭，父母过分溺爱孩子，无条件地满足孩子的物质要求，使孩子有充分的物质条件去寻求毒品的刺激等等，都可能是导致青少年吸毒成瘾的原因。

4. 个人交友不慎

人作为"社会关系的总和"，必然和周围的同类发生关系，进行交往，并在长期的交往中形成朋友等关系。交友在人生的道路上有着非常重要的作用。交上一个好的朋友，可以一生对自己的工作和生活产生良好的影响，交上一个坏朋友，可能会影响自己的前途，使自己的一生暗淡无光。所以对于青少年来说，交友应当非常慎重，以免因交友失误悔恨终生。在吸毒网络化、社会化的背景下，毒品常识较少，又相对缺乏监管的青少年往往在上网寻求交流、寻找刺激的过程中，染上毒瘾。许多年青人染毒是来自周围的不良影响，坚决拒绝这种不良影响是唯一的选择，否则必将酿成大祸而危害自己或他人。有一位戒毒者在叙述吸毒史时说："一次，一位朋友给了我一支烟，并用手指挑了很少一点白粉放进去。我想这么一点点是不会上瘾的，就接过来抽了，当时只感觉到恶心呕吐。第二次，我又抽了一支，这次找到了感觉。谁知道这一尝尝出了味道，就上瘾了，从此一发而不可收"。最终断送了他本来美好的前程。

5. 精神空虚所致

青少年阶段是人生的黄金时期，也是人生的"危险期"。这一时期他们的人生观、价值观、世界观尚未定型，在生理上和心理上都不成熟，正在体验着人生最激烈的情绪变化。这一时期最易受外界的影响，一旦遇到生活困难、人际冲突、婚恋失败、升学就业等挫折，就会灰心丧气，精神颓废，心灵空虚。为了弥补空虚的心灵，便去寻找各种刺激，而毒品就是一种可以在短暂时间内给人以强刺激的物品，因此，这些精神空虚的青少年往往会染上毒品，试图在毒品中来麻醉自己寻找安慰，忘却烦恼。这种不积极的心态，其结局只能是登上"死亡快车"。

6. 不良社会风气的污染和不法分子的引诱

未成年时期的青少年，思想单纯、敏锐，没有保守思想，好奇心重，独立欲望强烈，对任何"新生事物"都有着"初生牛犊不怕虎"的犟劲，他们很容易接受新事物，但由于年少无知，社会经验缺乏，甚至分不清是非，因此，一旦受社会上某些不良现象的影响，就可能误入歧途。同时，他们年少无知，胆大妄为又恰恰容易被社会不法分子所利用，在这些不法分子的引诱和控制下，走上违法犯罪的道路。

第四节　毒品的危害

1. 吸毒对家庭、社会的危害

家庭中一旦有人吸毒，那么，这个家很可能就毁了。这是很多人都知道的吸毒的危害。其中，自我毁灭是最主要的吸毒危害。

（1）对家庭的危害：家庭中一旦出现了吸毒者，家便不成其为家了。吸毒者在自我毁灭的同时，也破坏了自己的家庭，使家庭陷入经济破产、亲属离散、甚至家破人亡的困难境地。吸毒者丧失了自身劳动能力，也严重破坏着生产力。首先，吸毒导致了吸毒者自身发生疾病，从而最终完全丧失了劳动力，这必然给家庭造成严重经济负担。其次，吸毒往往导致家庭暴力与犯罪，这又必然破坏家庭和睦，甚至导致家庭的破裂，一些吸毒人员会把毒瘾"传染"给家庭成员。大量案例说明，很多吸毒者都是从丈夫、妻子、兄弟及其他亲属那里获得毒品，从而染上恶习的，有的甚至出现了全家吸毒的现象。这种现象必然导致家庭的彻底毁灭。第三，父母吸毒，会严重影响下一代的生理与心理健康。无论是家庭经济状况的恶化还是家庭的破裂，都必然给儿女造成伤害。

（2）对社会生产力的巨大破坏：吸毒，首先导致身体疾病，影响生产，其次是造成社会财富的巨大损失和浪费，同时毒品活动还造成环境恶化，缩小了人类的生存空间。首先，为了与毒品做斗争，各国政府投入了大量的资金，以美国为例，自1981年以来政府每年平均投入数亿美元用于禁毒教育、治疗和研究项目。我国也在挽救、治疗吸毒者、开展禁毒教育和科研、加大缉毒力度等方面都投入了大量的人力、物力和财力。

其次，吸毒者大多无意从事生产劳动，不能创造社会财富，即使还在劳动、工作，也极易发生种种意外事故。据报道，美国吸毒者的生产事故要比常人高出 3~10 倍，由此造成的经济损失每年约有 260 亿美元。我国吸毒严重的西南边境地区曾出现过农田荒芜、工厂停工的情况。严酷的事实表明，凡是吸毒严重的地区，劳动生产力受到极大的破坏，经济状况因此而极具衰退。

第三，毒品在加工、生产过程中需要大量的各种化学试剂，同时排放出有毒的"三废"物资，破坏了自然资源，污染了生态环境，有的已造成严重的后果。

(3) 毒品活动扰乱社会治安：吸毒者吸食、注射毒品，需要大量的金钱，吸毒者面对这样高额的费用和强烈的诱惑，会丧心病狂、不择手段、甚至铤而走险，进行抢劫、盗窃、诈骗、贪污、卖淫甚至杀人等违法犯罪活动，许多瘾君子五毒俱全，给社会治安造成严重危害。大量事实证明，吸毒已成为诱发犯罪、危害社会治安的根源之一。首先，诱发财产型违法犯罪。财产型违法犯罪是指以强烈的物质占有欲为动机，以获取非法经济利益为目的，用非法手段破坏社会主义经济秩序，将公有财产占为己有的违法犯罪行为。如走私、抢劫、盗窃、贪污、诈骗等。吸毒者还常常和刑事案件联系在一起，这是为什么哪？其主要原因是为了获得支付高昂的毒品费用，其次，引诱、教唆、欺骗他人吸毒。所有的吸毒者都希望发展新的吸毒者，这样。可以把自己本来已经高价买来的毒品以更高的价钱卖给新的吸毒者，用赚来的黑钱买更多的毒品。这种做法，在吸毒者队伍中普遍称为"以贩养吸"，由此，不仅导致了更多的人陷入毒窟，还导致引诱、教唆、欺骗他人吸毒及强迫容留他人吸毒的犯罪现象的蔓延，第三，"以淫养吸"，道德沦丧。一些女性吸毒者在丧失了劳动能力，耗尽家庭财产之后，仍不能控制强烈的觅毒欲望，当无钱买毒品缓解毒瘾时，她们就会无所不为，甚至走上出卖自己肉体赚取毒资的悲惨之路，由于这类卖淫女增多，导致道德沦丧、家庭破裂。毒品活动加剧诱发了各种违法犯罪活动，扰乱了社会治安，给社会安定带来巨大威胁。无论用什么方式吸毒，对人体的肌体都会造成极大的损害。

2. 吸毒对身心的危害

（1）吸毒对身体的毒性作用：毒品作用于人体，使人体能产生适应性改变，形成在药物作用下的新的平衡状态。一旦停掉药物，生理功能就会发生紊乱，出现一系列严重反应，称为戒断反应，使人感到非常痛苦。用药者为了避免戒断反应，就必须定时用药，并且不断加大剂量，使吸毒者终日离不开毒品。

毒性作用是指用药剂量过大或用药时间过长引起的对身体的一种有害作用，通常伴有机体的功能失调和组织病理变化。中毒主要特征有：嗜睡、感觉迟钝、运动失调、幻觉、妄想、定向障碍等。

（2）戒断反应：是长期吸毒造成的一种严重和具有潜在致命危险的身心损害，通常在突然终止用药或减少用药剂量后发生。许多吸毒者在没有经济来源购毒、吸毒的情况下，或死于严重的身体戒断反应引起的各种并发症，或由于痛苦难忍而自杀身亡。戒断反应也是吸毒者戒断难的重要原因。

（3）精神障碍与变态：毒品进入人体后作用于人的神经系统，使吸毒者出现一种渴求用药的强烈欲望，驱使吸毒者不顾一切地寻求和使用毒品。一旦出现精神依赖后，即使经过脱毒治疗，在急性期戒断反应基本控制后，要完全康复原有生理机能往往需要数月甚至数年的时间吸毒所致最突出的精神障碍是幻觉和思维障碍。他们的行为特点围绕毒品转，甚至为吸毒而丧失人性。更严重的是，对毒品的依赖性难以消除。这是许多吸毒者一而再、再而三复吸毒的原因，也是世界医、药学界尚待解决的课题。

（4）感染性疾病：静脉注射毒品给滥用者带来感染性合并症，最常见的有化脓性感染和乙型肝炎，及令人担忧的性病、艾滋病问题。此外，还损害神经系统、免疫系统，易感染各种疾病和肿瘤。

3. 毒品对青少年的危害

青少年正处在生长发育的关键时期，一旦染上毒品，会对身心健康造成不可弥补的严重损害。不同的毒品摄入体内，都会产生毒副作用及戒断症状，对健康构成直接的严重损害，甚至导致死亡。此外，由于滥用毒品会导致体内重要系统及器官受损，一些疾病也会乘虚而入，如性病、艾滋病、急慢性肝炎、肺炎、败血症、心脏及肾功能衰竭、各种皮肤病、脑损伤、中毒性精神病等。

毒品不仅对青少年身体有极大的损害，而且还使人在精神上越来越堕落，成为毒品的奴隶。学习、生活对于他们已是明日黄花，不再有兴趣。支撑他们空空躯壳的唯一目的便是设法获得毒品。他们"吸进去的是金钱，吐出来的是生命"

（1）吸毒严重摧残人的身体

吸毒破坏人体的正常生理机能和新陈代谢并导致多种疾病，如果吸毒过量还会导致吸毒者死亡。滥用鸦片类毒品会对人体的神经系统、呼吸系统、消化系统、免疫系统等产生危害。例如滥用海洛因会造成中枢神经麻痹，使脑、心脏、肝脏、肾脏等发生病变，身体抗病能力下降，因而易感染各种疾病甚至导致死亡。滥用苯丙胺类毒品可引起强烈的中枢兴奋作用、焦虑、紧张，惊厥甚至死亡；鼻吸者易引起鼻黏膜溃疡或肺功能障碍；导致视觉功能受损、情绪失控或判断失误产生暴力倾向和暴力犯罪；长期滥用，可引起心理失调、忧郁、失眠、焦虑、精神错乱。

（2）吸毒扭曲人格，自毁前程

　　吸毒者毒瘾发作时，大多不顾廉耻、丧失自尊，无法进行正常的工作、学习和生活。普遍丧失正常的人生观、世界观、价值观，人格扭曲，难以自拔。即使是很有才华的人，一旦吸毒，就等于掉进了死神害人魔鬼的陷阱，不可避免地走向堕落的深渊，从而毁掉自己的生活和前程。

　　（3）吸毒引发自伤、自残、自杀等行为

　　吸毒会使人体功能发生紊乱，生理和心理对毒品产生强烈的依赖。毒瘾发作时会出现一系列使人感到非常痛苦的反应，失去理智和自控力，甚至自伤、自残和自杀。

　　（4）吸毒容易感染艾滋病等传染性疾病　吸毒会导致人体的免疫功能下降，使人容易感染肝炎、皮肤病等传染性疾病。特别是共用注射器、静脉注射毒品的危险行为，极易导致性病、艾滋病、丙型肝炎的交叉感染。

　　（5）吸毒诱发犯罪，影响社会稳定　吸毒与犯罪是一对孪生兄弟，吸毒者在耗尽自己家庭钱财后，为了维持吸毒所需的毒资，往往会铤而走险，走上违法犯罪的道路，进行以贩养吸、贪污、诈骗、盗窃、抢劫、凶杀等犯罪活动，严重危害社会治安。大量的调查显示，世界各国吸毒者中绝大多数是青少年，大约占吸毒者总数的80%。有资料表明，泰国的吸毒者中50%是青少年，年龄在14～24岁之间；中国全国经公安机关查获并登记在册的吸毒者中35岁以下的青少年共178万人，占整体吸毒人群的87%。从这些人的年龄来看，正处于学习、工作、为社会出力的时期，但是他们却身染毒瘾，许多人因此丧失劳动能力甚至死亡，这无疑是社会人力资源的一大损失。

第五节　　吸毒——传播艾滋病的温床

　　吸毒者常常共用针管针头，毒瘾上来，几个人甚至几十个人凑在一起共用一副注射器，一个用完另一个接着用，别说消毒，连起码的清洗都来不及。如果其中有一个感染艾滋病病毒，那么注射器就会被污染，艾滋病病毒就会在其他吸毒者中传播。吸毒时吸毒者为了尽可能用完针管内的残留的毒品，常把自己的血液回抽到针管中，并反复冲洗，从而使管壁吸附了血液。如果其他人再使用此注射器而不消毒，或者消毒不彻底，就极容易被感染。一旦病毒进入这样一个高频率共用针头或注射器的群体，艾滋病病毒便可在静脉吸毒者中暴发。美国曾做过调查，与男性吸毒者有性接触的妇女，其艾滋病的发病率比一般人群高 30 倍。

其次是吸毒者在性观念、性认识、性行为和性体验等方面不同于普通人群。他们往往性经历年龄偏低，性伴数明显多于普通人群，大部分女性吸毒者通过卖淫获得毒资，男性吸毒者嫖娼现象也较普遍。吸毒者与各类性伴发生性关系时安全套使用率都很低，导致性病感染率较高。吸毒者的这些行为特点使得他们感染和传播艾滋病病毒的几率进一步增加。

吸毒者存在以毒品为中心的行为特点，加之吸毒的违法行为以及社会对吸毒者的歧视，在没有出现艾滋病相关临床症状之前，很少有人主动上门寻求咨询和检测。据我国艾滋病综合监测资料显示：估计 2011 年当年艾滋病相关死亡人数 2.8 万人中，注射吸毒者占 32.7%，估计在 4.8 万新发艾滋病病毒感染者中注射吸毒者占 18.0%。

这几个原因无疑使吸毒者的艾滋病病毒感染率增高。因此，在吸毒人群及高危人群中宣传有关艾滋病的知识已经成为预防艾滋病的最根本措施之一

第六节 没有第一次，绝不会有第二次

说起成瘾性物质，我们不仅会想到烟草、酒精、饮料等。我

们有时将特别爱好烟、酒的人称为"烟鬼""酒鬼",就说明了烟草和酒精对人体的成瘾作用。

人类对烟酒的使用同样有着悠久的历史。当人们酿造出第一桶酒时,也许只是为了调剂一下生活;当美洲的土著人收获了第一批烟叶时,也许只是为了偶尔提神。然而,历史发展到今天,心灵脆弱的人们却越来越多地在它们身上寻找着精神的寄托。

烟草是大家早已熟知的"毒品",吸烟所带来的危害也毋庸多言。我们都知道,在烟草的4000种不同的化学成分中,尼古丁是最易令人上瘾的。有人做过统计,在吸过烟的人中,只有不到20%的人在初次吸烟之后能做到完全戒掉。科学家们警告人们:每吸一支烟要减少6分钟的生命,全世界每隔13分钟就有1人因吸烟而丧命。吸烟这种习惯的养成,正是因为受到尼古丁的毒瘾所驱使。一旦身体里尼古丁低于一定的水平,吸烟者就会变得暴躁易怒,对香烟产生强烈的依赖。除此之外,吸烟还能对身体产生如下影响:吸烟的人患肺癌的机会是不吸烟的人的15~25倍;香烟烟雾颗粒对呼吸道的长期刺激,容易引起鼻炎、慢性咽炎、慢性喉炎、慢性支气管炎和肺气肿等;吸烟可引起胃溃疡和十二指肠溃疡及高血压、心脑血管疾病等。青少年吸烟不但会有以上各种疾病的危险,还会影响学习,引起记忆力减退、思维混乱、精神不振、造成学习成绩下降。

酒精通常不被当成是毒品,其实,它可以影响身体的健康。由于酒精、饮料容易获得,使得它成为人们日常生活中广泛使用的物品。人们饮酒的年龄在日益减小,而那些年纪轻轻就开始饮酒的青少年很可能会发展成重度饮酒者或酗酒者,出现旷课、学业下降、犯罪、交通事故以及今后的肝硬化等一系列医疗及社会问题。烟酒都不是人们传统意义上的毒品,但是它们与"毒品"却有着共通之处,即:可以影响人的情绪、感情、行为、和思想;长期使用后可成瘾并对身体的健康产生损害。现在,我们把所有这些包括吸毒在内的滥用行为统称为"物质滥用"，其确切定义是这样描述的，物质滥用是指人们反复、大量地使用与医疗目的无关的具有依赖性潜力的物质。物质滥用就像一个巨大的泥沼，身陷其中而无法自拔。然而在使用这些物质的最初，它们的确给人带来了片刻安宁，或者兴奋的愉悦感受。只是，盲目追逐欢愉和刺激的人们却不小心走入了误区，毁掉了身体的健康和生活的安宁与幸福。

拒绝尝试第一次吸烟是非常明智的选择；因为吸毒者很多时候是由吸烟开始的，有了第一次，就会有第二次，甚至有更多次。吸食毒品犹如"玩火自焚"，很多青少年因为好奇而尝试吸毒，慢慢受到不良分子的教唆而染上毒瘾，不能自拔。再者不少青少年因为精神空虚，所以给"瘾君子"可乘之机。"成长的烦恼"谁都避免不了，成绩下降，家庭矛盾、情感受挫……于是，为了消除烦恼，一些人就把目光投向了毒品。因此，青少年必须要学会对毒品说"不"。积极面对成长的挑战和烦恼，遇到解决不了的问题，可找同学老师或可信赖的人倾诉，来抒发及平稳情绪。相反，过分相信自己的自制力，以为尝试几次毒品没关系。自己会凭着毅力和自制力摆脱毒瘾的想法是十分鲁莽、过分自信、极其危险的；亡羊补牢，未为迟也。一旦沾染上毒品要坚决帮助戒除毒瘾，甚至应该求助于家人和朋友的帮助，必要时借助于社会的力量；现代医学治疗吸毒者的生理依赖并不难，但对其精神依赖往往会束手无策。对此，每个青少年应有心理准备；戒毒者往往是在受到与原来滥用行为有关的刺激后，在心理的驱使下，再次用药。戒毒过程中要避开和摆脱外部环境，消除心理依赖。

第十二章　青少年如何看待性

第一节　青少年青春期特点

1. 青少年应掌握的青春期知识

成长，在每一个人的童年时代都是一件值得向往的事。在不知不觉中，我们进入了充满变化、困惑、惊喜、和烦恼的青春期。有些人认为青春期很神秘。其实，青春期并没有那么神秘，只是我们由内到外发生了一些变化而已。

青春期是指由儿童成长发育到成人的过渡时期，其年龄范围在 10～20 岁左右，女孩的起止年龄平均比男孩约早两年。青春期以生长突增的出现为标志，生长突增是指身体生长的突然加快，如身体长高、男性的长胡须、喉结突出、骨骼粗壮、肌肉发达、发声变低沉、体重增加等。而女性则表现为乳房发育、阴毛、腋毛的生长、月经的出现、骨盆宽大、皮下脂肪丰富和发声变高亢等。这时候，有些女性觉得非常难为情，不自觉地就常常佝起了背，希望能使胸部的变化不那么明显和引人注目。其实，身体的这些变化是每个女孩子在成长的过程中都会遇到的，隆起的乳房体现了女性成熟体型所特有的曲线美和健康美，如果因为难为情而佝着背，不仅体现不出这种美，而且还可能会影响脊柱、胸部骨骼、和肌肉以及内脏器官的正常发育。与此同时，人的运动能力也有快速的发展，我们会发现和以前相比，自己的力量大了跑的速度快了，精细的活做得更好了等。女性青春期的开始为 9～11 岁，11～13 岁时为生长速度最快的时期，即生长突增的高峰，体重增加可为 7～9 千克，而在青春期前平均为每年

2～3千克。这以后生长速度明显减慢。

2. 内分泌系统的变化

月经是女性自青春期至更年期之间的一种生理现象，是在卵巢激素的影响下由于子宫内膜的坏死脱落出血而成的。女孩子一般在13～15岁出现第一次月经，叫做初潮。月经期为持续流血的天数，一般为3～7天，经血量平均约50ml.如果经血量多于120ml称为经血过多，如果经血量少于20ml称为经血过少。月经血特点：呈暗红色，不凝固。月经血中除血液外，还含有子宫内膜脱落的碎片、子宫颈黏液及阴道上皮细胞等。此阶段多数女性无明显症状，少数可能会有一点下腹和腰部酸痛、乳房发胀、头痛失眠、心慌、下腹胀痛和情绪不安等的感觉，一般没什么大碍，可以正常的学习和工作。这种出血是周期性的，两次月经第一天的间隔时间为月经周期，一般为28～35天，但也有少数人短至20天或长达45天一个周期，在上述范围内，只要月经有规律，均属正常现象，月经周期长短因人而异，一般情况下跟个人状态有关系，如：生活不规律啊、精神紧张啊、压力大啊、劳累过度啊情绪影响啊等等。此后，还需1～2年时间，卵巢功能才趋于成熟，此时可排卵并且具有生育能力。那么在月经期间，需要注意什么哪？首先不要做剧烈运动注意休息、避免熬夜保证充足的睡眠时间；保暖在经期不要洗冷水澡；其次多喝水，多吃深绿叶蔬菜水果少吃生冷辛辣的食物；注意经期卫生，不可盆浴、坐浴，内裤要勤洗勤晒等。

男性的青春期大约开始于11～13岁，高峰期在13～15岁，一般比女性晚两年。因此，我们会发现小学女生往往比同龄男生个子高，而进入中学后，由于女性生长速度减慢，而男性正处于生长突增高峰，并且男性突增幅度比女性大，这时候，男性的身高比同龄的女性高。在此阶段，男性每年体重增加可达8～10千克。在青春期，男性喉结开始突出，声带拉长，有变声现象，声音会变得粗糙沙哑。一般在 11 岁左右开始出现阴毛，当然对于不同的人出现的实际年龄可能会有很大的差异，1～2 年后出现腋毛，这之后一年左右，许多男性会发现自己长出了胡须。首次遗精是男性性发育标志性的表现。男性早起时有时会发现内裤上沾有男性青春期身体变化白色或灰白色的黏液，那就是精液了。这个时期发生在 12～19 岁之间，大多发生在夏季，并且多在睡梦中不知不觉发生，因此又被称为梦遗。在这个时期要加强体育锻炼，注意营养，合理安排生活，保证充足的睡眠，睡姿一般要侧卧，不要采取仰卧或俯卧，以免刺激外生殖器，内衣应当绵软宽松。梦遗是一种正常生理现象，不会有害健康，也不要因此而害羞。

第二节　青少年应掌握的性知识

　　青少年应掌握的性知识　性是一个即神秘又敏感的字眼，在中国曾几何时是"谈性色变"，人们回避它、掩盖它。然而，它又是极为普遍的问题，是人类生活中不可缺少的一部分，就像吃饭、穿衣一样，每个人都有，无法回避。性是人类生活中的一件大事，它关系到家庭幸福、人类的繁衍；关系到青少年的健康成长；关系到社会风气和安定团结；关系到整个民族素质的提高。因此，有必要在青少年中开展健康适度的性教育，以加强青少年的自我防范意识。安全度过危险期，使其健康苗壮的成长，成为对国家、社会有用之才。

　　青少年期是疾风怒潮的时期，身体各方面迅速发育，性也随之发育，性意识在觉醒，开始关心性问题，对自身和异性性知识十分关注。青少年期是人生成长过程中的关键时期，也是性生理和性心理逐渐发育成熟的时期。随着生理变化，性渴望、性冲动带来的性敏感和好奇是这个时期需要正确教育与引导的关键。随着社会经济的发展，青少年性成熟提前，其性行为活跃现象越来越普遍随着健康状况和营养状况的好转，我国青少年的性成熟期明显提前。进入青春期后，青少年对性的兴趣增加。由于性生理成熟期较性心理成熟期早，且大多数青少年在社会和经济上尚未独立，面对这方面的问题没有思想准备，而社会和学校的性教育也远远落后于青少年对性及相关生殖健康问题的需求，故青少年性及相关问题越来越多。虽然，青少年对性及相关问题的态度越来越开放，性行为也逐步上升，但是对青少年来说，因受社会文化风俗的影响，性知识、避孕信息和服务的提供相对匮乏，使他们面临与性相关的健康危险，对我们青少年来说，已经到了性发育渐趋成熟的时期。从此向后延续的几个 10 年期间，正是一个人体力和精力最为旺盛，本领和技术水平最为纯熟，最能为社会做贡献、最能创造光辉成就与事业的时期。就在与此同时，也是一个寻觅异性对象，进行恋爱、结婚、组建家庭、养育子女等一系列性活动的过程。一般来说，每个青少年都存在爱情与事业并行发展、并行创造与建设的问题。因此，就存在一个性与人生的其他部分的关系问题。毋庸讳言，性生活是人生的重要组成部分。但在这里，我们不能不重温鲁迅先生的一句话，他说："不能只为了爱?盲目的爱，而将别的人生的意义全盘疏忽了。"所以，为了保证学业和工作的顺利完成，健康圆满地踏上社会工作岗位，青少年必须具备性道德观念。

第三节　青少年应具备的性道德观念

1. 只有具备了性道德观念，才可以正确控制性生理本能表现出的性的要求，使之不造成对他人的骚扰和对社会的不良影响

少数青少年在学习期间，由于不具备起码的性道德观念，对于表现出的性爱及两性之间的爱情，不能很好地驾驭，贪图一时

强烈而集中的冲动快感、短时间的兴奋和满足、感官上的畅快和生理上的享受，而做出"一失足成千古恨"的憾事。具备了性道德的观念，就可以用理性的力量控制和压抑感性的冲动，避免做出不理智的性行为。对他人不形成骚扰和伤害的性行为，如手的性自慰，对社会不造成劣性影响的性行为，是情有可原的。

2. 具备了性道德观念，可以使自己的恋爱及以后家庭的组成沿健康方向发展

对于性心理活动，性道德观念的形成，可以形成道德监导下的精神因素的控制、约束作用。他表现为持久的、连续的积累，双方情感上的亲昵和沟通，审美观点、道德观点的相互交融。青少年具备了性道德观念，可以在恋爱过程中以道德规范约束自己的行为，并可使对方对自己有一良好的印象，有利促成双方感情建立在道德原则基础上，从而获得稳固的、长远结合的保证。

3. 具备性道德观念，可使性行为趋于完善，达到美好升华的境界

性行为本身具有相当程度的生物性和本能冲动性，某些情况下，性激素的作用可发挥强烈作用，影响人的精神神经和心理活动。在这时，社会的、后天的道德观念是具有重要作用的。人类具有的性道德观念可以使人类性行为趋于日臻完善，达到美好升华的境界，即用社会的、道德的理性的力量来掌握、驾驭生物的、本能的、感性的力量。青少年只有具备良好的性道德观念，才能正确对待有关性的各种行为，并保证自己在生理、心理和社会各方面均能健康成长，正确对待和处理恋爱、婚姻，以后能够建立一个美满幸福的家庭。

第四节　　青春期性文化特点

青春期性行为的主动者多是男性，但其直接受害者却是女

性。由于这种行为是男女双方自愿进行的，各自都存在一定的心理动机。根据近年来大量调查资料报告，女性在青春期性行为的心理动机方面，存在着许多偏激的观念和想法。有些青年错误地认为，90年代的恋爱方式就是动辄发生性关系。有的女青年说："常规的爱不完整。真正的爱，应该体现出博大。既然爱他，那我什么都可以给他。""爱就该给被爱者自由，何必等到结婚以后。""已经90年代了，含情脉脉没意思，我要走在历史的前面"等等。因此，在追新潮、前卫的心理支配下，她们很快从初恋进入到热恋，由边缘性性行为上升到核心性性行为。如痴如醉地拥抱、亲吻、爱抚激发起性生理本能的强烈冲动，使理智难以抵御。国内曾有一项调查显示：44.67%的女性在半年之内发生了多次性关系，其中50.33%的人表示愿意，80.33%的人认为这是个人的事。按我国性道德规范，男女恋爱期间的性行为，最亲密的形式也只能是接吻、依偎、爱抚，只有在婚姻关系得到法律保护的条件下，方能发生性交行为。随心所欲的"新潮"行为是缺乏责任感的表现。

随着西方文化思潮的涌入及我国社会对性文化的接纳，冲击了有着很深文化积淀的传统性道德。有些青年人盲目崇尚西方的种种性自由观念，想冲破所谓传统性道德观念的自我意识非常强烈。

有的女青年说："我们正面临八方大潮冲击，再理智的女性也会感到困惑。"道德的音乐盒已安抚不住当今一些青年人矛盾痛苦的灵魂与肉体，她们的性观念已和原始本能需要划上了等号。因而，有些女青年认为"即然已成熟了，那么满足自己的欲望是生理需要。"有的说："只要自己爱的快乐就行，"也有的说："怀孕怕什么，性爱没有罪，""女人不作一回人流不算一个完整的女人。"在调查中，有32.67%的女性认为"贞操不很重要，"有19.7%的性交后根本无所谓，并说"就那么回事，"等等。在对某私立医院的妇产科大夫调查中，我们了解到青少年女性人流年龄最低至 14 岁，且几乎每天都有 20 岁以下的女孩来做人流。

观念一变，行为随之而变，当她们的爱情还处于不知道如何理智地去驾驭生活之舟时，就被欲火烧得不攻自破，发生了不该过早发生的性行为，有的与男友周期性地发生关系，有的虽已预感到两人不可能最终成婚，但那种特殊的关系仍一如既往。扭曲的性观念使扭曲的性行为一发而不可收，结下了"不负责任的恶果。"青春期是儿童向成人过渡的中间阶段，有人把它称为"人生历程的十字路口"，它既与儿童有别，又与成人不同，贯穿青春期的最大特征是性发育的开始和完成，与此同时男女青年在心理方面的最大变化，也反映在性心理领域，他们对性的意识，由不自觉到自觉；对性对象，由同性转为异性；对性的兴趣，由反感到爱慕到初恋……几乎是每人必经的历程。但由于在整个青春期中，青年人的情绪动摇不定，容易变化，如果不注意及时引导，常可为过度好奇、热情、幻想、冲动、性欲等驱使而不能自制。若再受社会上不良现象的影响，常可使某些青年滋长不健康的性心理，以致早恋早婚、荒废学业，有的甚至触犯刑法，走上犯罪的道路。由于青春男女性心理尚未成熟，因此过早恋爱，不仅影响学业、工作，而且由于缺乏正确的择偶标准，往往不能保证终身幸福。因此，青少年应在成年后再物色理想的爱人，在恋爱过程中应互相尊重，用理智控制感情，保证爱情的纯洁性，这才是当代中国青年应有的健康性心理。不论青少年本人、家长或老师，均应对青春期的性心理变化有一定了解，要培养出不仅体质健美而且有健康性心理的青年一代。

第五节　如何正确看待性冲动

青春期性的生理发育，伴随着心理和行为上的显著变化，最突出的表现是对异性产生一种难以消除的兴趣，一种爱恋、思慕、亲近的情感，有时还会出现性欲冲动。不过这种情感通常并不是泛泛地指向任何一个异性，而是更容易受自己感到满意的同龄人的吸引。这种与性有关的心理活动和行为表现，从生物学上反映出性器官发育趋向成熟，即将具备繁殖后代的生育能力。然而少男少女们自己往往说不清这种心理与行为上的变化究竟意味着什么？这就是通常所说的无意识的生存本能。生存本能是人和动物所共有的一种赖以生存的天赋能力。例如进食的行为就是一种生存本能，食欲是驱使动物进食的心理激励因素。没有食欲，动物就不会产生进食的动机和行为。动物不知道性欲与繁殖之间的关系，只是在性欲的驱使下亲近异性，追求异性，通过性行为获取性欲的满足。性欲得到满足也就实现了繁殖后代的生存活动。所以性行为就是繁殖后代的生存本能，没有这种本能，动物就会绝种，人也一样。原始人类在进食和性行为这两种生存本能上与动物并没有区别。当代人如果完全缺少营养和生育知识，他们在进食和性行为上就会缺乏自觉性，甚至像原始人或动物一样盲目和不理智，只是受食欲和性欲的驱使去行动。青春期异性之间的互相爱慕、亲近，甚至出现性欲冲动，实际上就是受繁殖本能驱使的表现。青春期青少年心理和行为上发生的变化也正是出于这种原因。由于繁殖后代是人类得以生存的保证，因此性欲冲动的强烈程度也就超过了其他的生理欲望。生物在进化过程中通过适者生存的自然选择，形成了以强烈的性欲诱惑驱使动物，也包括人类，去完成繁殖生命的本能。性心理、性行为就是这种生存本能的具体表现，对此我们虽然不可能抗拒，却可以驾驭。认识到这一点，青少年就能比较清醒地了解自己产生与性有关的心理活动的原因，在这方面的行为也就能更加自觉和理智。

第六节　　青少年如何正确对待性好奇心理?

　　我国中学生的性教育曾经一直是个禁区，改革开放之后好不容易打开这扇门，却把门缝留得小小的，而且冠以"青春期教育"，还是羞羞答答、扭扭捏捏的，准确地讲还是在回避实质性问题。

　　由于课本和学校都不敢理直气壮地讲性教育（更不消说许多学校在上青春期教育课时把最核心的课作为自学而有意避开不讲），越发使孩子们觉得性是个神秘的、不光彩、见不得人的事，结果你越是遮遮掩掩，他们就越想揭开弄个明白，所以他们总要想方设法了解大人对他们保密的那部分内容。遗憾的是正规的途径太有限了，大多数情况下到拥挤不堪的书店里去偷偷翻阅一下"人体胚胎解剖学""生理卫生"等医学书籍，这自然免不了挨书店营业员的白眼或训斥，还得四处看看有没有熟人或同学，就像做贼一般心虚的很。再就是到书摊上乱翻一气，弄个一知半解，既不能买书回家看，也不能拿到学校里看。更主要的是同龄人之间的议论和闲侃，据国内调查，这是青少年性知识的主要来源。他们既不愿问父母，也不想找老师，更不敢问医生，实在憋不住也只能问小伙伴中的要好者，可惜同伴们也是贫困户，顶多出点馊主意，看黄色书籍或杂志、浏览色情网站、看黄色影视而已。

　　如果孩子们不从正确的途径获得性知识，他们只能从不正规的途径获得以讹传讹的错误信息，只能误人子弟而已。倒不如由学校或家长大大方方地把科学的性知识告诉他们，讲个明白，彻底消除这种神秘感。有人认为性教育可能起到火上浇油的作用，其实不然，性教育只能使孩子们用科学的知识武装自己去防范不健康思想和行为的侵蚀，因为性教育并不单纯是性知识的教育，它还包括许多内容，性教育实际上是爱的教育，它将教会孩子们什么是爱，如何去爱，如何做人，如何处理人际关系，如何保护自己，如何爱护尊重他人，它寓性道德教育于性知识教育之中，也只有有了科学的性知识，才能更好地用性道德准则来约束自己。现在青春期发动的年龄不断提前，平均每30年提前1岁，目前平均13岁，早的10～11岁就开始了。青春期提早的原因很多，包括气候变暖，生活水平提高和营养状况的不断改善，大众传媒中性信息爆炸、甚至达到无孔不入的地步，凡此种种，不胜枚举。然而由于人口爆炸问题的威胁，由于青少年对求学的迫切要求，加上现代生活的五花八门的娱乐活动，人们普遍把婚龄向后推迟，所以从性心理成熟到结婚这一段时间就拉长了，少则10年，多则十几年。那么如何对待在性生理成熟后萌发的性好奇心理呢？这就成为社会和家长或孩子所不得不面对的一个最现实问题。

随着性生理成熟的到来，青少年的性意识开始觉醒和萌发表现出惊喜、紧张、惊慌失措……其主要表现可以分为几个方面：

（1）对性知识发生浓厚兴趣，已如上述。大人和社会的封闭激起他们的逆反心理，课本里不讲，自然有大量低级趣味的、甚至手抄本之类的东西找上门来，投其所好。而科学知识应像预防针，可以增强他们的免疫和抵抗力，可惜这种预防针还太少太少。

（2）喜欢接近异性，歌德说："哪个少年不善钟情，哪个少女不善怀春。"在性激素作用下青少年产生这种向往或爱慕异性的心理是合情合理的，是他们性心理发育的体现。可惜由于他们的性心理远远不如性生理那么成熟，因此出现二者相差甚远的状况。这就造成他们不能妥善处理这一阶段的心理变化，有人爱说他们最容易早恋，大喊中学生多一半都早恋了，实际上他们这时的心理状况并非早恋，而仅局限在一般的向往和爱慕，根本与恋爱无关。比如少男少女的追星观象就反映了这种心态，某明星潇洒大方，立即成为无数少女心中的白马王子，至于感情的投入则几乎为零。他们追的只是某种形式或外在的表现，要是真的发生了什么感情的投入，他们会变得很乖巧的，生怕别人窥视到他们的内心世界，他们决不会像在音乐会上那样大喊："我爱你"。

第七节　　青少年先性后爱的原因

总是听 90 后他们说自己比较前卫，非主流意识比较强。其实，90 后并不是特殊的，他们认为的先性后爱，也能够在早期的 80 后、70 后甚至以前的一些人身上体现出来。现在国内热播的韩剧，港、台剧，没有哪一部是没有几个热火朝天的镜头的，所有的这些画面，根植在我们的 90 后少年小小的、朦胧的心里。慢慢发芽、开花。他们从小就在这样的环境下熏陶长大，不近墨者黑才怪，缺乏关爱。人们常说 90 后是得到关爱最多的一代，其实，这只是说说而已。我们的父母为了能够让孩子多受几天的高等教育，已经忙得挤不出一点时间了。最后，把我们带大的不是保姆就是爷爷奶奶。随后，爷爷奶奶看不怪我们的行为举止推脱不干，父母只好在人山人海中求得一保姆。须知现在的保姆都是年轻小伙姑娘的居多，毕竟，年轻有本钱，年轻更惹人爱嘛！你说，那些和我们年纪一般大小的保姆，能够关爱个啥！超关爱。万事都有两个极端，还有一个平衡点。这么说，可能一般人不太懂，我们看看天平就知道这个道理了。中国人都习惯于走极端，很少有在平衡点的时候。前面说了根源之一是"缺乏关爱"，这里说是"关爱过了头"，这就是我们的家长习惯于走的极端。现在的家长（许多）对孩子的关爱超乎寻常，他们认为，孩子的每一步都太重要了，以致于开始抓在手心，当成宝贝，说什么也不肯放手。其实，这是不对的，过分的疼爱，就会过犹不及。正如乐极会生悲一样。

〔好奇〕好奇是很正常的事情。在人们年轻的时候，对事情感到奇怪更是见怪不怪的事情。人都是喜欢好奇的，中国人在这方面表现地尤为突出。外国人中，英国人的谚语"好奇害死猫"最后还被有心的国人拍成了一部电影。这就足以说明，外国人也是人，也是喜欢对事好奇的。小孩子对事情的好奇与大人不同，他们缺乏足够的自制力。在很多时候，好奇心产生了，就要试试，最后，就先有性后有爱了。现在的80后、70后不也流行什么试婚之类的东西吗？其实，"试婚"就是先有性后有爱的代名词。没什么大不了！敢想敢做在现在的90后身上最容易体现出来。这是我们不得不承认的，他们好比初生牛犊，他们不掩藏，不遮盖，不虚伪。他们遇到事情时喜欢说："这有什么？"是的，回答他们的是，"这真的没什么。"再说了，几年前的大学生大多数是80后，他们之中还少了先发生性后才有爱的例子么？多了去了。换句话说，就是，这也同样没什么大不了。

〔两厢情愿〕现实下的先发生性后有爱能够得以达成协议，最能说过去的一个根源就是两厢情愿。90后是知道什么叫做强奸的，所以，即使是先"性"，这里的性也并非常人所想的那样直接，那样不靠谱。他们至少是认识的，只是了解不深。他们是先性后爱，其实不是因为想爱，而是想性。知道了这一点，除了两厢情愿，是不会发生的。

〔过把瘾就死〕现在的60后、70后很多看不起50后，看不起王朔。但是在80后、90后中，就恰恰相反的。这到底是为什么呢？我们用80后的眼光去看，就是看穿了这个世界。人活着是为了享乐的，是为了潇洒走一回爱一回的。除此之外，别无他求。这个道理90后深知所以，过把瘾就死吧！总有一天，00后会取代90后，那时候，就走90后的路，让别人无路可走。

〔人性的弱点〕综述了前面的几条原因，我相信不少人（只要不是脑残的）都能够看出，这其中许许多多的是人性的弱点在作怪，具体地说是中国人的人性。我们看看人家美国人，在这方面就是超前卫的。在这要说的是这样一个问题：现在有一个等价交换的机会，你把你给我，我把我给你。你说，假如对方愿意，你愿意吗？这个问题是不少人愿意的。所以，先性就性吧，爱与不爱性了再说。

第八节　　做性梦是一种罪过吗？

男子在初次性梦发生以前的几个月，大多在睡眠中先体验到阳具的勃起。在婚前求爱的时期里性梦特别多，大抵日有所思的拥抱接吻一类的行为，晚上便有性爱的梦境，结婚以后，这种梦便不做了。在青春期的男女，性梦是正常现象。在性梦中体验性活动，男子遗精女子梦交，有的可进入性高潮。男子在初次性梦发生以前的几个月，大多在睡眠中先体验到阳具的勃起。

在守身如玉或禁欲的青壮年人中也常做性梦，有的性梦发生在性交后的睡眠中。性梦的情景非常生动活泼。性梦常常以视觉性质的为多，触觉性质的次之。情景中的对象角色，往往是一个素不相识的女子，或曾经见过一面的女子，难得是平时恋爱的对象，尽管睡眠前在思虑中竭力的揣摩，以求与意中人在梦中一晤，也是枉然。梦中的对象至少在最初的几次梦境里，总是一个很丑陋很奇形怪状的人物，到了后来的梦境里，才遇得到比较美丽的对象。但无论丑美的程度如何，这梦境里的对象和觉醒时实境里所喜欢的女子决不会是一个人。无论与性梦中的对象怎样的不相干，但是此对象的一颦一笑，或一些想象的接触，已足以引起性高潮。遗精常是性梦的结果。其时，做梦者觉得有一个女子在他身边，不过当时的情景总有几分奇幻，几分恍惚，这正应了我们中国人的一句话叫做"只能意会不能言传"，不是普通的语

言所能形容的。大体说来，梦境越是生动，色情的成分越是浓
厚，则生理上所引起的兴奋越大，而醒后感到的心平气和越显
著。有时单有性梦而无遗精，有时遗精发生在梦醒之后，或在半
醒半睡之时。

青春期女子的性梦显得散漫零落，似乎极难体验到真切的性
交和性高潮。梦中的性刺激可能较清醒时发生的更觉疲劳，不可
能获得满足。但有时它也可使人焕然一新。在这些春梦中，女子
特别愿意延长那种情景直至清醒，并有试图在清醒后去追忆那梦
中的印象。女子必须在清醒状态中经历过性高潮，然后才有在睡
眠状态中重现的希望。也就是说，唯有经历过性交的女子才会有
真正的、发展完全的性梦，这样的性梦才会获得性高潮及其后的
身心愉快感。

性梦是男女性欲能量发泄的一种途径。在男子，梦遗是一个
相当具体而有规律的现象，觉醒后，大多在意识上也不留什么显
著的痕迹。极少与现实情境混同起来。若性梦和梦遗过频、或有
意识沉溺于性梦活动，无疑对身心健康有影响。在女子，性梦甚
至梦交也有其积极的一面。但有些女子，特别是神经不怎么健全
的女子，夜间的梦境比较容易在白天的实境里发生一种回响，甚
至于可以把梦境当做实境，而不惜赌神发咒地加以申说。有时，
她的情绪会使别的女子受到感染，做同样的性梦，如被某个人或
动物奸污。这种现象有时可引起法律问题，这种女子可以把睡眠
状态当做服了蒙汗药后的麻醉状态，把梦境中的性关系当做强
奸。

第九节　　网络色情对青少年性健康的影响

网络的出现，从根本上改变了信息接收和资源分配的方式，
从而对人们的生活、工作、学习和交流环境产生了深刻的影响。

然而对于涉世未深的青少年来说，网络世界既充满了诱惑也充满了陷阱，对他们的人生观、世界观、价值观的影响是不言而喻的。网络、报刊等各类媒体，这种途径确实很方便，但信息也是鱼龙混杂的，在提供科学健康的性知识的同时，也把网络文化的副产品——垃圾和黄毒塞给人们。特别是"网络色情"无孔不入，严重影响青少年的健康成长，它通过各种方式不断冲击和摧残青少年的心灵，危害青少年的身心健康。网络色情不断颠覆传统的性道德与性伦理，把人性在现实生活中被压抑的荒诞、兽性的部分显现出来，瓦解传统的性道德，导致青少年性道德认识弱化、性道德选择混乱、性道德情感淡漠。

1. 性责任淡化，性道德迷失

现实生活中的性行为必须建立在一定的责任基础上，网络色情的传播可以产生"去责任化"的效应，使得青少年在现实生活中难以实现的性本能得到随心所欲"发泄"。以鼓吹"一夜情"、"多性伴"、"乱伦"、"同性恋"、"性虐待"为口号的网络色情忽视性爱责任，强调肉欲至上、质疑天长地久和忠贞不渝的爱情观，导致偏差的性观念四处传播。网络色情中的非法信息、有害信息、垃圾信息肆意泛滥，青少年一旦进入其中，就如同进入了迷宫，很容易迷失方向。性信息泛滥的后果，使识别能力较弱的青少年无力鉴别真伪，导致在"性与爱"、"性欲与社会规范"、"性行为与社会角色"等价值取向上出现迷惘，进而弱化性道德意识。

2. 忽视爱情体验，过分追求性快感

人类的性行为超越了动物本能，是"灵与肉"的完美结合，"网络色情"这种渲染混乱的性爱模式忽视心灵、情感的满足。沉迷于"网络色情"的青少年在网络中通过不断寻求性刺激获得快感和满足，这种对性快感的过度追求使他们忽视情感健康，逐渐沦为毫无情感的做爱机器，导致性情感的彻底迷失。

网络色情为青少年提供了"性追求"及"性体验"的平台，

有意外的"邂逅",有放荡的"聊天",有虚幻的"爱",有刺激的"性"等,他们可以随心所欲地尝试各种层次、各种形式的"性体验",不会受到良知、道德的谴责,长此以往可能导致青少年放荡不羁,过分追求性刺激,导致性行为失控甚至产生性犯罪。有调查表明,青少年各种犯罪中,性犯罪率高居第二位,仅次于盗窃。一项心理调查显示,接触过网络色情信息的青年学生中,80%以上有性犯罪念头。青少年对性抱有好奇感,具有较强的性冲动,在网络强大的声色刺激下,不成熟的人生观、价值观、道德观很容易被瓦解,"网络色情"让他们体验刺激的同时,产生了一种脱离现实的不满足感,为了获得现实生活中的性快感不惜铤而走险。

第十节　　怎样面对青春期手淫的困惑

手淫是让青春期青少年感到烦恼和困惑的重要健康问题之一。关于如何看待手淫,也是一个争议较多的问题。1991年6月在荷兰召开的第十届世界性科学大会上,就手淫无害取得了一致的认识。认为手淫是人类的一种正常生理现象,是青少年青春期性成熟的一种生理表现,是解除因性紧张而引起的不安、躁动的一种自慰方式。手淫的"危害"恰恰是由于对性的负面宣传造成的。

正确看待手淫有助于消除对手淫存在的种种误解,并从焦虑恐惧的心理状态中解脱出来。但是,任何事情都有一个"度",过了度就会走向事物的反面。比如吃饭是好事,娱乐、运动是好事,但过了度都对健康不利,手淫也是如此。青年人性欲旺盛,一个月有两三次手淫不妨碍健康。但是长期、频繁的手淫则是不利于健康的,在我们在现实社会生活中不难接触到不少因手淫引起某些男科疾病的患者。

首先,频繁手淫容易造成内心冲突和思想矛盾,明知不好,又改不掉，怕损害身体，于是内心紧张、焦虑，每次手淫后不免要后悔、恐惧与悲观。经常处于性快感与由此产生的不良后果的矛盾中，天长日久，就容易产生意志消沉、记忆力减退、注意力不集中、理解力下降、失眠、多梦、头昏、头痛、耳鸣、心悸等症状。其次，过度手淫会造成一些泌尿生殖系统的病症，如尿频、尿后流白、下腹会阴部不适、阴囊潮湿发凉、睾丸坠痛、后腰部酸痛和四肢乏力等；还可以引起一系列的炎症，如慢性前列腺炎、精囊炎、尿道炎及慢性盆腔充血和精索静脉曲张等疾病。长期、经常、频繁的手淫，如同房事一样都容易纵欲过度，长期频繁地使勃起中枢与射精中枢兴奋过度而产生疲劳，久而久之，便造成两个低级性中枢的"消极怠工"，从兴奋转向抑制，而引起阳痿或勃起不坚。最终导致不孕不育的人生悲剧。

第十一节　　如何对待早恋

何谓"早恋"？在不同社会制度，不同时代，乃至对不同的人没有一个统一的客观标准。就目前我国的实际情况及社会规范说，青少年谈恋爱就属于早恋，主要原因有以下两方面：一是青少年学习任务繁重，早恋会分散大量精力，势必影响学业。二是经济生活的自立程度尚未独立。恋爱的目的是两性的结合成婚，这是需要经济上独立、生活上自立而有能力承担家庭责任的，青少年们显然不具备这个条件。

早恋问题的处理方法是否得当，直接关系到孩子以后的性取向。这是很值得我们思考的一个问题。这种"早恋"问题的解决是有很多方法的，很多家长老师采取强硬的态度解决，结果适得其反，孩子的早恋其实也是一种正常感情的表达，有时甚至很单纯，反而是我们成人想得过多。家长一定要和孩子进行多方面的沟通、进行疏导，不仅要尊重孩子，也要尊重孩子的感情，有时孩子的感情是很强烈的，不要凌驾在孩子之上，以训斥挖苦的口吻处理这种问题。当然，在这个阶段孩子对异性之间交往的方式方法很大程度上是模仿成人的，作为家长首先就要处理好与异性的接触方式，让孩子觉得无论是和异性还是同性接触都是一件很正常的事情。但要让孩子在交往中做到，尊重对方的人格，真诚交往，相互学习，相互帮助。与异性单独接触时，要让孩子注意分寸，嘱咐女孩子没有特殊原因尽量不要在晚上单独和男孩子约会，对于对方的无理要求，要敢于说"不"。

早恋的高年龄段在14～16岁，平均年龄为14.2岁。学习成绩不好、家庭不健全的学生产生早恋的概率大些，这是因为他们学习不好或心理压力大，容易移情于两性交往，寻找同龄人的关怀；也有的是因为心智还未成熟，发觉异性对其关心甚于他人，便有一种意识；也有因为自己认为爱就是一切，恋情就像水晶般纯洁，但也由于现实常与幻想不符合，反而使自己的心灵受到创伤。因此，中、小学生谈恋爱一直被社会所否定。

学校处理早恋问题往往也是简单粗暴的压制法：写检讨书、停课、处分、广播点名、公开情书、甚至于在全体师生面前登台亮相等。这些做法使孩子感到强烈的屈辱和巨大的压力，结果往往令人非常不满意。有的表面顺从，却将憎恨深深地埋在心里，有的由"公开"转入"地下"，最坏的是在压力的鄙视下，自暴自弃，悲观失望，最后走上逃学、出走甚至走上自杀的道路。

就是因为家长们深知早恋的危害，所以才会在平时对孩子的异性交往管得很严格，一有蛛丝马迹就要查个水落石出。这样的做法本来无可厚非，只是不少家长方法欠妥，总把中学生当成小孩子看待，不尊重孩子的人格尊严，截留私拆子女的信件，偷看日记，偷听电话。一旦发现早恋，更是大动干戈，拳脚相加，叫人心寒。

其实，男女生在一起并不是家长想象的那样亲密接触。如果说，青春期的孩子对异性有一些朦朦胧胧的感觉的话，这是再正常不过的事情了。说明孩子长大了，不再处于男女的无知状态中，对自己的性别有了认同，对异性也产生了强烈的认识欲望，这与寻求数、理、化的知识没什么两样。

孩子的早恋大多是青春期的朦胧的、单纯的爱。他们对两性间的爱慕似懂非懂，不知如何去爱，只觉得和对方在一起愉快，对方有吸引力，缺乏成年人谈恋爱对对方家庭、政治、经济等多方面的深沉而理智的考虑。一般来说，女生有早恋的较早、较多，可能与女生发育较早有关。早恋成功者实在少见，两个人随着各方面的不断成熟，以及理想、志趣、性格、民族、地域等方面的变化就会引起爱情的变化，恋爱越早，离结婚之日越长，变化就越多，缺乏稳定性。而且孩子的早恋一般都是冲动性的，缺乏理智，往往遇事突发奇想，莽撞行事，一时冲动不计后果。有的心血来潮发生性关系，饱尝苦果；有的聚散匆匆，聚时无真情，散时不动容，轻率交往，滑向道德败坏的泥潭之中。

据了解，在早恋之中，多数人是有肉体和性接触的意向的，但不一定都付诸实践，相当多的早恋少年满足于温馨的情感交流和卿卿我我的言语交流。当然，也有一部分基于性冲动与欲望而发生性行为。

对孩子们多表达爱，让孩子们知道我们是多么地爱他们，满足他们内心爱的需求。有"早恋问题"往往与家庭有关，家庭氛围冷淡，或者是单亲家庭的孩子，存在父母对孩子关爱不够的社会现实。当孩子们在家得不到父母足够的爱的时候，就会向外寻求他人的爱。

让孩子享受到父母的关爱、理解，从而建立家庭对孩子强大的吸引力和向心力，满足孩子被爱的心理需求。父母要将自己的体会和认识坦诚地告诉孩子。从小建立与孩子们沟通的平台与习惯，关怀他们的内心，了解孩子们对现实问题的认识与态度，才能做到及时引导与纠正。而从小平等地对待孩子，尊重孩子的权利，真正和孩子形成朋友的关系是打开孩子心灵的唯一钥匙。

父母要多抽时间与孩子们在一起，彼此相互交流、一起活动，比如一起到大自然中去郊游既有益于孩子的身心健康，又能够增进我们与孩子们的关系。

家长要善于培养孩子们广泛积极的兴趣和爱好。心灵的空虚，学习的重压是早恋产生的原因之一，业余时间无所事事难免孩子不会沾染不良嗜好，培养孩子有益健康的兴趣爱好，让孩子充实快乐比枯燥说教有效得多。让孩子们忙起来，就能有效地将孩子的注意力与兴趣转移到健康有益的事情上，让健康的、向上的爱好占据他们闲暇的时间和头脑，远比在课余时间把孩子关在家里有利于孩子远离"早恋"的效果好得多。

有的家长采取把孩子关在家里的简单粗暴方式，毕竟关得住人关不住心，用孩子感兴趣的事物影响孩子的心才是好办法。早恋是不合时宜的，当然不该提倡，但也不能简单地粗暴制止。早恋中的孩子是脆弱的，父母在劝导时切忌伤害孩子的自尊。不可歧视、挖苦辱骂，这样做不但不能挽回孩子的心，反而是把孩子们往外推。要知道，缺少父母的理解、关爱与交流，是促使孩子们"早恋"的重要原因之一。

在处理孩子问题上一定要淡定，切不可有怨恨和侮辱的莽撞言行，那样不但不能拯救孩子们失衡与失常，反而会加深孩子们的叛逆。作为父母，我们不可一错再错。我们必须用爱与宽容弥补我们的过失，唤醒孩子的理智与自尊，给孩子鼓励与支持，帮助孩子重建自信。

必要时可以给孩子换一个环境（比如换一个学校，更换住处），让孩子得到平静。千万不要嫌麻烦，没有什么比让孩子深陷痛苦与不幸更麻烦的，也没有什么比为孩子提供良好环境，让他们更好地成长更值得我们做的了。

　　正确指导，处于青春期的少男少女还没有足够的理智，不能指望他们只要明白一些道理就能理智地支配自己的行为，他们非常需要父母及亲人在具体行为上给予相应指导。比如，当有人向自己示爱时，怎样冷静委婉地拒绝；当发现自己对某个异性有了不同寻常的好感时，如何寻求父母的帮助；如何积极大方地与异性正常交往，既建立良好的友谊又避免早恋等等。

　　面对具体问题，需要父母具体的指导，需要父母与孩子经常地交流思想，帮助他们解决实际问题，并在不断地学习和思考中成长。

　　首先，从孩子进入中学后就可以适当地，以非正规的方式，为孩子树立正确的恋爱观、婚姻观打基础，并指导孩子正确看待异性，如何正常与异性同学相处，教育孩子自尊、自重、自爱、自立、自强。

　　其次，从孩子进入初中，便给孩子建立有序的生活规律。除了学校上学外，日常生活也要规律有序，并有正当的文娱活动，和有益身心的兴趣爱好。帮助孩子建立丰富多彩的青年人的朝气蓬勃的生活规律和方式，使他们能在丰富地生活中健康成长。

　　第三，指导孩子正确区分正常的异性朋友与恋爱关系。识别什么是异性伙伴之间的正常来往，什么是早恋，并教导孩子如何避免出现陷入早恋境遇，比如告诫与异性交往要保持一定的界线，不要与异性单独接触，不要轻易接受异性非常规的邀请和礼物，如果有人有这方面的示意一定要拒绝，如果有人纠缠不休一定学会回避，如果对方非常过分一定要及时告诉父母和老师等等。

第十二节　　早恋与同性恋

　　孩子在成长的阶段都是需要偶像的，尤其是对于青春期的孩子，处于一种人类本能的崇拜需求，女孩子喜欢模仿其他漂亮女孩的走路方式和衣着打扮特点，而男孩子喜欢出名的运动员，喜欢运动展示自己的力量，其实这都是出于一种本能的模仿和希望得到自我被同性和异性认可的需求。进入青春期，由于荷尔蒙的分泌，开始对异性产生兴趣。如果家长由于担心孩子会早恋而极力地压制孩子与异性交往的需求，就会让孩子的心理滞留在"同性偶像"的阶段。这个年龄段的孩子同样有天然的归属和爱的需要，即人需要爱，也有被人爱的需要，若长时间不与异性交往，就会把注意力向同性倾向。大多家长或老师所关注或禁止的是异性之间的交往，稍微过于频繁，便会以家长出面劝阻、老师找双方谈话的方式出现，直到两个无论是友谊还是爱情的种子熄灭为止。其实这种做法不仅不能达到他们所期望的目的，更会使孩子在选择伙伴上出现对异性的排除或恐惧感。大多数家长或老师对于早恋问题往往采取的是一概的封杀，灌输早恋会对孩子产生多么坏的影响，这都会导致孩子对异性产生恐惧心理，和异性接触时也会产生抵触心理。

在这个年龄阶段的孩子同样是有这种天然的归属和爱的需要，既有爱别人的需要，也有被爱的需要，时间长了，这份无法释放的爱就会很自然地偏向到同性这面来，觉得和同性在一起安全，又不会受到家长、老师的批评。在这种青春期对性别的界定能力还不是很强的情况下就会产生性别偏移，导致青春期同性恋情况的出现。对于青春期性别取向的改变，不仅要从家长和老师对"早恋"的态度上解决，家长与异性的接触也会在潜移默化之中影响孩子。如何树立孩子的性取向，早恋问题的处理方法就是很值得我们思考的一个问题。这种"早恋"问题的解决是有很多方法的，很多家庭学校采取强硬的态度解决，结果反而适得其反，孩子的早恋其实也是一种正常感情的表达，有时甚至很单纯，反而是我们成人想得过多。所以，家长一定要以朋友的身份和孩子进行多方面的沟通，不仅要尊重孩子的人格，更要尊重孩子的感情，有时孩子的感情是很强烈的，不要凌驾在孩子之上，以训斥挖苦的口吻处理这种问题。同时要坦诚地向他阐明爱情双方的责任，不仅不要伤害另一方，还要从对方的角度考虑问题，使孩子不仅能够理解家长的用心良苦，还能够从这方面学到做人的道理，慢慢长大。当然，在这个阶段孩子对异性之间交往的方式方法很大程度上是模仿成人的，作为家长首先就要处理好与异性的接触方式，让孩子觉得无论是和异性还是同性接触都是一件很正常的事情。作为家长要以疏导的方式解决孩子，尤其是青春期青少年的心理问题，尊重孩子的感情，不要以家长的标准来要求孩子，孩子自身的成长是一种不可抗拒的力量，要沟通，不能硬堵，要沟通疏导，疏导才是解决孩子成长中的问题的最好方法，也是帮助孩子真正走向成熟的一剂良药！

在青少年中，尤其是处于青春期的中学生出现的同性恋现象似乎越来越多，当父母教师们努力试图不再视早恋为洪水猛兽的时候，青少年同性恋现象的出现对他们来说无疑又是一次严重的考验。相关专家指出：青少年的同性恋倾向或行为，绝大部分并不是真正的同性恋，而是生长发育期旺盛的性生理活动受到压抑后的一种变形释放。当他们对性生理现象一知半解，生理上情感上对异性有着强烈需求，但迫于父母的压制或自我压制，而使正常的情感宣泄无法得到满足时，就很容易寻找同性来宣泄。

其实，在18岁之前，青少年的性取向处在不稳定时期，对异性同性都有好感，但从五六岁到十三四岁期间，是性别分离期，同性更喜欢和同性玩，不喜欢异性。因此中学生出现同性恋现象，很正常。不过，需要引起家长和社会注意的是，如何引导孩子度过这一特殊时期，树立正确的性别取向观。青少年的同性恋倾向或行为，绝大部分并不是真正的"同性恋"，而是生长发育期旺盛的性生理活动受到压抑后的一种变形释放。当他们对性生理现象一知半解，生理上情感上对异性有着强烈需求，但因父母的压制或自我压制，而使正常的情感宣泄无法得到满足时，就很容易寻找同性来宣泄。

有关调查数据显示，中国同性恋人群的比例只占 3～4%，很多青少年是受到人际和心理因素的影响才改变性取向的，只要正确引导，或是透过心理治疗，一般是可以矫正过来的。所以，在家庭方面，为避免性别模糊，父母要把男孩当男孩教育，女孩当女孩教育，不能因为喜欢男孩，生了女孩之后就把她当男孩教养。还有，做父母的要对孩子在异性交往中宽容一点，不能过于压制。即使孩子早恋，也不能采取盲目封杀的手段，那只会增加孩子对异性的恐惧，长此以往会导致孩子不敢跟异性交往，将对异性的正常情感释放转向同性，最后发展成为同性恋。学校方面，需要多进行生活化的性教育，正确引导中学生建立健康的两性观念，还要多开展异性交往的活动。当然，对于完全的同性恋来说几乎是无法改变的。这种情况下，自我认同就变得很重要。任何人都有权利决定自己的生活方式，要明白一个人的性价值取向和一个人的品质并没有直接联系，同性恋不存在对错的问题，要学会接纳自己，还要学会如何面对歧视，减轻压力。

第十三节　青春期留守儿童的性心理

20 世纪 80 年代以来，随着我国现代化进程的不断加快，农村剩余劳动力开始大规模地向城市转移。由于受到诸多条件的限制，大部分农民工在自己进城的同时却无力解决孩子进城就读将要面对的诸多现实问题，诸如恶劣的住房条件、高昂的借读费用、安全无保障等等。加之我国现行的户籍管理制度和人口分布状况使得这种压力落到流动者身上，这就造成促进城市发展的农村劳动力不能享受与市民同等的待遇，不能享有国家提供的各种公共服务。于是，他们只能选择将孩子留在了农村，并托付给其他人代为照看,最终形成了农民工父母与子女分隔两地的局面。一个新的弱势群体——留守儿童由此诞生了。

　　据国家有关部门估算，我国目前的年流动人口已逾 1.2 亿，由此产生将近 40 万的留守儿童，且呈继续增长的趋势。常年见不到父母留在农村的"留守儿童"则远远超出这个数字。甘肃省是西部经济发展相对落后的省份，外出打工的农村青壮年多达几百万。来自甘肃省妇联的调查数据显示：全省共有 14 岁以下的留守儿童 67.7 万人，其中，女童 31.3 万人，男童 36.4 万人，并呈逐年递增趋势。由于城市和农村生活差距影响，农村留守儿童的母亲改变生活面貌的期望异常强烈，但是由于受条件的制约，只能将欲望转嫁到孩子身上，孩子在家除读书学习外，什么事都不让做，在校学习成绩必须名列前茅。父母亲对孩子期望过高，有部分孩子尽了最大努力仍与父母亲的要求相差甚远，结果打击孩子学习自信，致使学习兴趣下降，影响认知能力。由于农村外出务工人员的增多，农村"留守儿童"问题已成为当前基础教育的一个重要问题。"留守儿童"缺少父母的爱，在对他们的管教上很容易出现"三多"和"三缺"问题：隔代监护多溺爱、寄养监护多偏爱、无人监护多失爱；生活上缺人照应、行为上缺人管教、学习上缺人辅导。由于孩子们本身贪玩，缺乏自律意识，相当多的孩子在人格形成过程中出现了缺陷，尤其心理问题十分突出。

　　1. 当前农村"留守儿童"中存在的主要心理问题

　　"留守儿童"在心理上的问题更多的暴露出性格上的缺陷，如自制力差、自我中心、金钱主义、自私、自卑、孤僻、任性、暴躁、逆反等。有心理问题的"留守儿童"，在日常生活和学习过程中就会表现出以下一些症状

　　"留守儿童"容易违纪，叛逆心理苗头出现。在农村学校违纪学生中，"留守学生"占绝大多数，低年级及学前儿童一般表

现为逃学、迟到；不完成作业；小偷小摸；不诚实，经常说谎；高年级"留守儿童"开始出现叛逆心理，攻击意识很强，与老师顶撞，不服从管教，更有甚者还盲目冲动、打架斗殴。

"留守儿童"普遍厌学，自卑心理十分严重。大多数"留守儿童"的行为习惯较差、对学习没有兴趣、不愿参加集体活动、集体荣誉感差、自卑心理严重、生活无聊而空虚。小学低年级"留守儿童"中，胆小怕事、课堂不敢回答问题的占75％以上；高年级"留守儿童"中，由于对学习失去信心，开始沉迷于网络游戏之中。

"留守儿童"缺乏沟通，性格内向孤僻。由于缺乏父母亲情的滋润，许多留守孩子长期处于自我封闭的状态，"代管监护人"的缺位沟通使他们长期看电视，并模仿局中人，自言自语或与小狗小猫说话。长期的自我封闭，导致一些"留守儿童"出现了人际交往敏感，口头交际能力减弱；长期的自我封闭，导致部分留守儿童的性格内向孤僻冷淡。

2. 农村小学"留守儿童"心理问题产生的原因

家庭教育的缺位，亲情关爱的缺失，是导致孩子产生心理问题的直接原因。

隔代监管和隔代教育使"留守学生"不同程度地产生心理问题，对他们的身心发展有很大的负面影响。

很多家长外出务工后，就把儿童托付给年迈的父母（爷爷奶奶或者外公外婆）照管，"留守儿童"长期与父母分离，负责照管孩子的农村老人不仅年迈而且绝大多数文化素质较低，难以从体力和智力上担负监管重任，在长期情感缺失和心理失衡的影响下，"留守儿童"因"情感饥饿"而产生畸形心态，主要表现为：任性、自私、冷漠，缺乏同情心；逆反心理重；性格孤僻，自我为中心，合作意识差；没有礼貌，没有上进心，集体荣誉感不强，道德品行较差；学习成绩低下，学习缺乏自觉性、积极性和刻苦精神；由于家庭没有称职监护人，学校、家庭又无法沟通，学生厌学情绪日趋严重，学生就更加难管了。

学校的不当评价、教师的不当教育，是导致"留守儿童"产生心理问题的重要原因。

学校的"分数"评价导致"留守儿童"心理问题的产生。

长期以来的应试教育，学校以分数高低来评价教师和学生的教育评价机制，把学生划分为好学生和坏学生，使得我们的教师把更多的精力倾注到那些学习成绩好，听话的学生，而对于那些学习基础差，又经常违纪的学生，更是不闻不问，不理不管，而这一部分学生中，大多数是"留守孩子"。

社会的不良环境、成人的不良影响，是"留守儿童"产生心理问题的重大诱因。

社会是一个大熔炉，对于人的成长起着不可忽视的作用。目前农村"留守儿童"由于社会教育的原因，存在的问题也十分严重，具体表现在：

3. 社会上的不良场所对"留守儿童"的成长带来不利影响

随着现代社会的发展，农村学校周围的网吧、游戏厅等娱乐场所也逐渐形成规模，很多孩子因此沉迷其中不能自拔。一些原本很优秀的学生，由于长期没有父母的监督，放松了对自己的要求，开始逃学、旷课、不交作业，整天沉溺于"网吧、游戏厅"，更有甚者沾染上了打架、赌博、酗酒等各种恶习。小学儿童自控力本身就不强，而"留守儿童"又缺乏父母的监管，网吧对他们的不利影响就更大，经常偷钱、编造谎话逃学上网，在网上浏览暴力色情、暴力凶杀、低级趣味等内容的淫秽物品。

成年人的不良行为对"留守儿童"的成长也带来了不良影响。尤其是农闲时节，"闲人"太多，致使赌博风盛行。无事干的人成天就在牌桌上赌博，许多"留守儿童"的代管监护人也参与其中，整天在牌桌上生活，很少过问孩子的情况。这种"潜移默化"对孩子带来很大的不良影响。

4. 留守儿童的性教育

青春期的儿童由于辨别是非能力薄弱，并有强烈的好奇心。加上道德观念和法律概念淡薄，自我约束能力差，在黄色传媒的刺激下，抑制不住生理躁动，便可能冲破现行法律规范与社会伦理道德的约束而容易发生性行为甚至走上犯罪道路。

青春期留守儿童面临许多性的问题，这些问题以前从未遇到过，又几乎难以从学校、家庭、父母处接受到相应的指导。在封建传统观念的影响下，性在中国一直处于非常"隐私"的状态，许多人都是谈性色变，更不要说公开的给孩子进行相关的性教育。尤其是在家庭中，父母总是认为这是无师自通的事情，即使有些父母能够对子女一般采取"同性教育的原则"。在留守家庭中，单亲抚养就不利于对子女进行性教育，而隔代留守的家庭，由于抚养人年龄偏大，相关知识缺乏和观念的原因，更不可能对其进行性教育。这导致了留守儿童从抚养人那里获得性安全教育的信息几乎为空白。导致留守儿童遭受性侵害的危险大大增加。

家庭没有称职的监护人，是留守儿童面临的最大潜在危机，监护人的缺失对孩子人身安全、人格发展、社会化和道德发展都将带来深刻影响。作为父母要重视孩子的成长，不能是只"生"不"养"。如果条件所限不得已要外出打工，与母亲留守为佳，尽量避免隔代留守，如果两人都外出打工，必须把孩子放在有监护能力的亲戚家里。父母和监护人都要加强与孩子的交流和沟通。一定要加大沟通频率和沟通质量。对孩子加强自我性意识教育，传授基本的保护技能，增强孩子的辨别真伪的能力。要注重对孩子物资投资的同时，加大精神关爱，让孩子充分感觉到父母亲情存在和家庭的温暖，在物资投资上应该做到有的放矢，不要盲目给孩子更多且没有必要的零花钱。

中国当前现实决定了在短期内难以消除留守儿童群体，这就要求学校应切实承担起教书育人的责任，定期宣传性健康教育以及相关法律法规知识，促使留守儿童尤其是女童学会自我保护，辨明善恶，当遇到成年男性实施性侵犯时，即便只是带有性意识的抚摸、亲吻等暧昧行为，也需要及时向学校或家长报告，将犯罪源头及时掐掉。加强对学生特别是留守儿童青春期性教育，以弥补家庭性教育的缺失带给儿童的影响。同时发挥社会系统综合功能让孩子回到父母身边，加强对未成年人的法律保护，严惩针对留守儿童的犯罪分子，特别是对儿童的性侵害。加大社会环境的综合治理，严格打击黄色传媒允许未成年人上网的相关规定和政策，净化网络环境。

第十四节　青少年在社会生活中应怎样对待男女关系

两性性行为涉及两个人，并会产生生物学和社会学的后果（如：导致怀孕、生育等）。因此，青春期少男少女，不仅要了解自身生理和心理的变化规律，还要学会正确认识和处理个人和社会、个人和他人、特别是异性之间的关系，用社会主义道德标准来规范自己的言行青春期性道德规范是指青春期阶段维系和调整男女青少年之间关系的道德规范和行为准则。青春期性道德规范主要包括以下几点：

1. 男女平等，尊重女性

青春期性道德的基本要求是做到男女平等，尊重女性。长期以来，由于封建传统意识的影响和束缚，人们往往自觉或不自觉地流露出男尊女卑、歧视女性等社会偏见。例如：有的认为女的工作效率低，事情多，招工时不欢迎女性。有的认为女学生一到初中阶段就不如男学生，理由是男学生后劲足。甚至不少女孩步入青春期后，因在生理上与男孩的差异也往往自叹做女的倒霉。

实际上，这种看法是没有根据的。男女两性从生物学的角度看存在各种差异，从心理学的角度分析也存在一定差异。据科学测定，男女孩的智商平均值相差极小，同时，其智力发展速度和年龄阶段有很大的关系。整个儿童期，女孩的智力发展速度明显快于男孩，因此，其心理成熟也较男孩提前，至12岁左右，女孩的智力发展速度基本持平。14岁以后，男孩的智力发育明显地快于女孩。然后，两性在智力发展上开始出现差异。即女孩的语言表达能力明显胜于男孩，这种领先一直保持到青春期。而男孩的语言发展一般要比女孩晚，其流畅性不如女孩，但词汇量较女孩丰富，并具较强的逻辑性。从两性的生理结构而言，女孩的性成熟期一般在小学的高年级阶段已经开始了。生理和心理发育比男孩早，因而往往为此感到羞愧，不敢抬头挺胸。男女两性的智力、生理和心理状况虽有差异，但工作能力和各自事业上的表现是没有差异的。男子能承担的工作，女子一般也能胜任，而且不论在学识、才干、工作热情、公共关系和工作责任感方面，都可以和男子媲美。当今世界，不少女子都肩负起国家首脑的重任，她们以自己出色的成绩和个人的才智博得了男子们的赞誉。 总之，每一个新时代的中学生，都应在日常生活中，包括在交友、学习、各种娱乐活动，以及今后走上社会后的恋爱、婚姻的过程中，都要真正做到男女平等、尊重女性，做一个具有文明、道德的青少年。

2. 自尊自爱，保持正常的异性交往

有人把男女学生之间的交往看做是"早恋"，因而家长和学校特别敏感，其实这种看法是片面的。正常的异性交往能使人对他人有更理性的认识，可以建立起更纯洁的友谊。在正常的交往中，男女发挥各自的长处，从中更清楚地了解自己的性别角色，为步入社会奠定良好的基础，使个性得到健全的发挥。然而，由于青春期的男女学生年龄还小，心理的发育还不成熟，还缺乏是非分析能力和判断能力，因而容易在交往中超出正常的范围，不思学业，不思进取，甚至造成一失足成千古恨。所以，我们不反对男女学生之间的交往，关键是如何保持正常的交往。要保持正常的异性交往，青年学生要做到以下几点：

（1）男女同学交往不仅要互相尊重，也要自尊自爱。要自然地、坦诚地、友好地进行交往，从中发展友谊。相处要文明礼貌，仪态要大方，既要讲究语言美，诚恳待人，也须及时制止他人对自己轻佻的言辞和举动。相互之间不能动手动脚，打打闹闹，要做到不讲下流话，举止不轻浮。

（2）与异性交往要注意时间、地点和交往的方式。既要保持正常的友谊，又要避免引起别人的误解，彼此交往应落落大方。要坚持在集体活动中与异性交往，在集体活动的交往中发展友谊。做到不单独给异性赠送礼物，也不单独接受异性的馈赠，更不与异性单独相处。要珍惜自己的人格，不发生不该发生的行为。我国有自己的传统风俗习惯和民族特点，不可一味仿效文艺作品中的某些细节，不要将自己置身于流言蜚语和是非之地之中，否则，对于学习和身心发展都会带来不利后果。

（3）一旦自己觉得对另一个人产生超越友谊的情感时，不要轻易表示对异性的好感，更不要随意给异性同学写信，要善于控制自己的感情。爱情不同于友谊，对于正在求学阶段的青少年，由于自身发展和客观条件的不成熟，尚未具备真正恋爱的条件，也无力承担起由此而产生的种种责任。所以要把异性之间的感情控制在友谊的范围之内。

（4）充实业余爱好。要多参加一些有益于身心健康的文体活动，把精力用于学习上。丰富多彩的活动，充实的生活，可以淡化和转移人的性冲动。

3. 那么，怎样来培养健康的性道德呢？

性道德培养包括三个方面的内容：即提高性道德认识水平，

发展健康的性道德情感，养成良好的性道德行为习惯。

（1）提高性道德水平

提高性道德水平，是性道德培养的首要任务。一般来说，一个人道德行为的善恶，道德情感的美丑，是和道德认识水平的高低紧密相关的。有的青少年由于缺乏基本的性道德知识，分不清是与非的界限，导致两性道德行为的堕落，甚至走上犯罪的道路。那么，应从哪些方面来提高自身的性道德认识水平呢？

首先、要正确认识人类两性关系的社会属性。我们知道，人的性不仅是一种自然的现象，更重要的是一种社会现象。自古以来，男女两性的交往总要通过一定的社会途径、采取一定的社会方式，遵循一定的社会规范才能进行的。而任何一个社会都要通过道德或法律的形式，规定男女两性交往的行为准则。我国《婚姻法》明确规定，实行一夫一妻制，禁止重婚，男二十二岁，女二十岁才能结婚。因此，把性看做是男女之间纯自然的私事，随心所欲，是道德和法律所不允许的。

其次、要认真地学习和掌握适合我国国情和民情的性道德规范。在我国，要求在人们对待两性关系上，要男女平等，尊重女性，反对歧视妇女；在社会主义道德的基础上，开展文明的男女交往。我国法律明确规定只有达到法定年龄才能结婚只有取得结婚证以后才允许并保护夫妻间的性行为。除此之外都要受到社会道德舆论的谴责。

（2）发展健康的性道德情感

健康的性道德情感需要最强烈，而又一方面要分清友谊和爱情的界限。有些青少年对男女之间的正当交往和正常友谊喜欢捕风捉影，评头论足，其结果，不仅妨碍了男女之间的团结友谊，而且也会助长自己的不健康思想，以致形成在男女交往上有一种无形的精神压力。青春期男女同学之间互相关心、互相帮助，友爱和睦地相处，这不仅是无可非议的，而且应该给予支持和鼓励。青春期对友谊的理解是互相激励和促进的动力，理应受到尊重。但是，男女之间的交往和友谊，毕竟与同性之间的交往和友谊有很大的不同。同性之间的友谊，永远只是友谊关系，而异性之间的友谊则有发展为爱情的可能。因此，异性之间的交往时就应该把握自己感情的分寸，要热情而不轻浮，大方而不庸俗，讲究仪表谈吐，讲究文明礼貌，不作任何超越友谊界限的事情，避免对方或别人误把友谊当爱情。如因不慎卷入了感情的旋涡，就要理智地及时地摆脱出来，使男女之间的关系保持在友谊的范围之内。另一方面要正确把握男女同学间的交往。男女同学在交往时，尽可以心地坦然，行为大方，不必疑虑重重，躲躲闪闪。但如果对某个异性产生好感时，应当用理智克制自己感情的流露，战胜感情的冲动。对好感的同学要和其他同学一样，一视同仁，落落大方。如果突然收到了异性同学偷偷递给你的"条子"，这时你要理智地对待。首先要分析对方写纸条的用意。对涉及感情内容的，必须态度明朗地告诉对方，彼此年龄还小，正在求学，不适宜谈这样的问题。不能害羞而敷衍；或出于好奇心而试一试；或认为"有男同学做朋友有面子"、"有女同学追求我有本事"而去谈情说爱。这些都是感情的缺口，这个缺口一旦打开，就会给自己带来很多烦恼和痛苦。如果有些问题自己处理不了，把握不准，可以争取家庭、学校老师的帮助，把自己在交往中的困惑坦率地和长辈们交换意见。他们在这方面有丰富的经验，能够帮助你妥善处理这些问题。

（3）养成良好的性道德行为习惯

良好的性道德习惯的养成，要从日常生活小事做起。学校或班级搞活动时，要养成关心同学的良好行为习惯；打扫校园或班级卫生时，男同学要拣重活、脏活干，该出手时就出手；当女同学在学习、生活中遇到困难和麻烦时，要主动地关心、帮助她们等等。

要养成使用文明语言的习惯，不要用污言秽语谩骂异性同学，也不能给异性同学起外号；要在日常生活中养成文明待人接物的行为习惯。男女同学之间的往来，一般不要互赠礼品，如有馈赠礼品，可以婉言谢绝。如果接到异性同学写来的"情书"时，应妥善处理，不要公开宣扬，或用讥讽嘲笑的言语来回答。要养成洁身自好的行为习惯，女同学举止要端庄、得体、大方，要有分寸地与男同学交往，避免流露过分的热情和亲近。男女同学不要传阅不健康的书刊，不要议论有关男女关系的传闻，等等。良好的性道德行为习惯的养成，是一个长期的过程，要经过反复的实践，逐步培养起来。同时在这一过程中，要注意抵制坏习惯的影响，已染上某些坏习惯的，要坚决予以纠正。总之，良好性道德行为习惯，是自觉努力的结果，一旦形成，将会使我们终身受益。

第十五节　　青少年性道德的调节

性道德之所以能够在人类社会中较为稳定地按一定规范延续，在种种不道德的性行为中树立自己一定的规范，是因为人类具有各种生理、心理情感错综复杂的调节手段。性道德也同样需要各种手段来加以调节、制约。目前较为统一的看法是，作为性道德的调节手段主要有羞耻感、义务感、责任感、良心感、嫉妒感、道德感及贞洁感。

1.羞耻感

羞耻感是一个人对自己的行为或他人的行为感到害羞与耻辱的一种感觉。在对待性行为中，羞耻感更为突出和特殊。动物是没有羞耻感的，羞耻感是人类所特有的。对人类来说，这羞耻感也并非天生的，而是随着在家庭中熏陶、社会中成长，受文化背景的影响而逐渐形成的。例如幼儿时期就无羞耻感。基督教的创世故事，亚当与夏娃原来也是没有羞耻感的，整日裸体相处，但无邪念，嬉戏终日。偷吃禁果后，便产生了羞耻感，遂用无花果叶遮住自己的隐私处。羞耻感是性行为正常进行的保证。试想人们若无羞耻感，人类的性行为就陷入混乱状态。人类性行为具有普遍性、重要性、长期性、隐蔽性、冲动性、排他性和严肃性等特征。而羞耻感对上述特征的大部分具有保障和促进作用。人类的性行为、性道德由于有羞耻感的调节，才对性器官有一种隐私和隐藏的要求，对性行为有一种自私和个人的认识，才使性活动在一个特定的安全的、隐蔽的、个人的场所中进行。总之，正因为在性实践中有羞耻感的存在，才有人的尊严和人类文化的发展。否则，人类则无异于动物了。

2. 义务感

义务感是指结婚的两性分别具有对对方在性生活、家庭社会生活应尽义务的自觉性。这包括性生活的相互满足、婚姻关系的相对稳定，在经济、疾病、灾害方面的相互扶助。性的义务感，具有一种自我控制的调节作用。社会不同，男女两性的性义务感也不相同。譬如在旧中国封建社会，女子的性义务感是充当男子的泄欲工具，或作为繁衍子女传宗接代的工具，而男子的义务感则是做为女子经济上的依靠，即使作为一般老百姓的男子汉也以"养家糊口"为己任。也有的男女之间的性义务感是建立在金钱关系上的相互玩弄而已。男女两性的义务感只有建立在男女平等这一基本原则上才是正确的。男女个人在对性爱的要求和获得过程中，也充分注意使对方得到性爱的获得与满足。所以，性的义务感又必须以性爱为基础，以婚姻为标志。没有性爱的义务，不是性的义务感，而是普通的义务感；没有婚姻缔约的义务感，失去法律与道德的维系，这种义务感是脆弱的，不可靠的，难以持久的。

3. 责任感

责任感和义务感并不相同。义务感指男女两性相互承担的义务，而责任感则指男女两性的性活动，不仅要相互负责，而且还要对家庭、对社会负责。男女两个人的性活动，在恋爱阶段意味着两个个体追求思想上、感情上的一致；在性交阶段，意味着两个个体在肉体上的结合。性行为从个人角度是获得性的快感，而从社会角度是视为子女的繁衍、人口的增加。所以，中学生的早恋，青年的婚前性行为，造成怀孕、非婚子女的增多，都是缺乏性责任感的表现。因此，时刻保持性责任感，就有利于自己性行为的控制，也有利于社会秩序的稳定。

4. 良心感

良心感是个人道德意识最基本的调节手段。用以调节在各种道德背景条件下的道德关系。男女之间的两性关系更为错综复杂和多变，其道德关系更需凭借个人的良心来调节。当两性关系处于难以解决的冲突时，如喜新厌旧、重金钱、地位、淡感情等，良心感就是一种内在的，自己心中的道德法庭。它可以衡量自己的性行为是否符合道德要求，可以控制自己的性欲在一定程度和范围内伸展，以抵御色情的、利己的性动机。众所周知的陈世美，就是一个在含有复杂社会背景的两性关系中缺少良心道德感的人。青年正处在恋爱阶段，对待此事一定要慎重，考虑再三，否则，将会受到良心的谴责。因此，如果我们注重良心感在两性道德中的调控作用，那么就可以大大减少未婚先孕、始乱终弃及喜新厌旧等现象，保证婚姻美满顺利地发展，自己的一生得到幸福的性生活。

5. 嫉妒感

嫉妒感在一般道德关系中是一种消极的、有害的调节手段，但在性活动中，嫉妒感则具有两重性质或两种嫉妒感。一种是积极的性嫉妒，一种是消极的性嫉妒。积极的性嫉妒是指通过正当的、合理的竞争方式战胜对手而获得所爱异性的认可和谐同。消极的性嫉妒是采取各种不正确手段，通过打击、中伤、残害竞争对手的做法来实现的。我们主张在两性生活实践中，在恋爱与结合的过程中，应具有适当的积极嫉妒感。积极的嫉妒感可使男女的两性关系向深化方向发展，使爱情维系在个体的、特定的两个异性之间，不能有其他第三者的插入。倘若有任何第三者的插入，则会导致其中一方强烈嫉妒心的产生，这种嫉妒心会促使采取行动以维护自己的爱情。所以，积极的嫉妒感是衡量爱情的标尺，爱得越深，嫉妒得也越深。如果发现自己对所爱的异性失去嫉妒感，那意味着对他（她）的爱也就消失了。

6. 道德感

两性关系表现出现的道德感与个人的信仰、追求和对幸福的理解等多种因素有关。不同的社会阶段人们的道德感也不相同。有个连环漫画画得很有意思：原始社会人类只用树叶、毛皮遮盖人体，到封建社会则对襟长袖遮盖无隙，后来又可穿短裤短衣，以至发展到比基尼三点式。从裸露程度上又恢复到原始程度，而人们的道德标准也分别予以承认。另外，不同的民族、不同国家、不同地区的风俗习惯，可使人们的性道德感有所不同，例如有的民族允许婚前的性开放，有的民族允许"试婚"，有的民族流行"抢婚"。除此之外，一个人的品德修养程度，是否具有性科学知识，甚至宗教信仰都与性道德感有关。

7. 贞洁感

在社会中之所以有些青少年对性行为采取放纵态度，除了以上若干调节手段的缺失外还有一种重要的调节手段，即贞洁感。提到贞洁，我们会想到封建社会礼教对女性的压抑和束缚，所谓"饿死事小，失节事大"，是旧社会对女性贞洁的要求，其标志是以处女膜的破裂为标志。一般说，女性对自己的贞洁多是重视的，性贞洁感成为女性最高的道德标准。现代有些女子的贞洁感有所降低，甚至完全忽视，结果导致"性自由"、"性解放"的混乱局面。同时，贞洁感不能只针对女性，对男子同样有贞洁问题。有的男子自己可以胡搞乱来，却对爱人严格要求"贞洁"，这实际是把女方当做自己的奴仆和工具，毫无道德可言。在我们青年恋爱过程中，贞洁感这种道德调节手段相当重要，如果失去贞洁感，无论是男方还是女方，将来必将自食其苦果，后悔莫及。至于有些毫无贞洁感约束的男男女女，他们的行为造成了社会两性关系的混乱和性行为的变异失调，是极为不道德的。总之，人类的性道德之所以得以维系并发展，除了社会性道德原则的规范外，人类本身还通过文化、历史、宗教、社会等各种背景的共同作用，在内心产生各种性道德调节手段，从主观角度对自己的性行为加以控制、约束、调整。所以，性道德是一个虽不具有强制性，但其作用的产生、影响的范围、导致的结果都是极其复杂、极其广泛、极其重要的。我们在道德修养中，必须注重性道德调节手段的培养，才能使自己的恋爱、婚姻幸福美满。

第十六节　树立正确的恋爱、婚姻、家庭观念

1. 注重恋爱过程，轻视恋爱结果

现代人流传着一句顺口溜"不求天长地久，只求曾经拥有"。一些青少年把恋爱当做一种感情体验及时行乐，借此寻求刺激，满足精神享受，一些青少年为了充实课余生活，排除寂寞，填补空虚，把恋爱当做一种消遣文化。这种行为实质是只强调爱的权利，而否认了爱的责任。

2. 主观学业第一，客观爱情至上

2004 年，甘肃省首家性健康教育基地—甘肃省性病艾滋病预防教育咨询站在兰州成立。该机构聘请史成礼教授每年在各大学进行讲座调查：在对待学业与爱情的关系上，近 50%的认为

"学业高于爱情"；6%认为"爱情高于学业"。调查结果说明绝大多数大学生能够正确地看待学业与爱情的关系。大都没有忘记学业，总想把学业放在首要位置。但是，上述这些只是青年学生主观上、思想上的愿望而已。教育实践经验表明，真正在客观上、行为上能够正确处理好学业与爱情关系的大学生虽然也有，但为数不多。更多的是一旦坠入情网就不能自拔，强烈的感情冲击一切，学习同样受到严重影响。很多青年学生在不知不觉中变得"儿女情长，英雄气短"，成就事业的热情一天天冷却，爱情逐渐成为生活的唯一追求。

3. 恋爱观念开放，传统道德淡化

随着时代发展，当今青年学生恋爱观念日益开放，传统道德逐渐淡化。国内有人在某大学做过相关调查，在回答"你认为'爱人只能一个，情人可以多个'这句话"时，认为"有一定道理"（男生 28.57%，女生 18.37%)和正确（男生 12.24%，女生 4.54%）相加达到 40.8%；女生 22.91%在回答婚前性行为的看法时，有 34%的学生不反对婚前性行为，其中 17%的学生赞成婚前性行为，9%的同学认为无所谓，只要顺其自然。虽然中国传统文化及伦理道德对青年学生影响较深，但随着对外开放的范围不断扩大，青年学生的恋爱观也逐渐变得开放起来。

4. 失恋态度宽容，承受能力较弱

青少年中"有情人"虽多，但"同眷属"者少，这样就产生了一批失恋大军。某一大学生主张"不成恋人成朋友"为49%，发奋学习驱散失恋痛苦为 36.5%"找新的对象抚平创伤"为10.6%"报复对方"为 2.4%"悲观厌世"为 1.6%，感情挫折后出现一个时期的心理阴暗期是正常的。对自己和对方都采取宽容的态度，尊敬对方的选择。但仍有一部分青年摆脱不了"感情危机"，有的失去信心，放弃对爱情的追求，立下誓言，"横眉冷对秋波，俯首甘为光棍"。失恋，失志，失德者，虽属少数，但影响很大。对于，青少年恋爱所出现的新特点，解决的办法就是树立一个正确的恋爱观，正确的恋爱观对恋爱实践有导向作用，并促进人们健康成长。树立正确的恋爱观应从以下几个方面着手：

①遵守恋爱道德。青少年谈恋爱时，遵守恋爱道德的主要内容是相互尊重恋爱自由、彼此忠诚，行为端正文明。举止文明，有分寸，不可随心所欲，无视社会公德。

②正确处理爱情与事业关系。青少年正确认识，对待和处理爱情与事业的关系，主要表现在如何正确认识，对待和处理恋爱和学生的关系，正确处理恋爱与集体活动、社会工作的关系，正确处理恋爱与其他同学团结的关系等方面。肩负重任的青少年应处理好爱情与学业关系，珍惜青春，把握青春，使青春更美好，更富有积极意义。

③正确处理恋爱挫折。莎士比亚说过："爱是一种甜蜜的痛苦。真诚的爱情不是走一条平坦的道路。"爱情是生活中美好的事情，但在恋爱中遭遇挫折是常有的事。在处理失恋的问题上，正确的态度是做到失恋不失德，失恋不失态，失恋不失志。

④爱情是美妙的，它教会我们许多的人生道理，作为当代青年，应当树立良好的爱情观，正确处理好恋爱问题，同时当遭遇恋爱困难时也应比较强的，能体现青年素质的方法来解决，做到堂堂正正的年轻一代。

第十七节　提高生活技能 拒绝各种不良诱惑

1. 提高生活技能

一提到"生活技能"，很多人可能就会将它与处理日常生活的能力联系在一起。大家很容易就联想到洗衣服、做饭、收拾房间等家务劳动。其实，"生活技能"一词有着广泛的含义，包括人类为了生存和发展所进行的各种活动。这里所谓的"生活技能"不仅仅是人的生存能力，还是一个人的心理社会能力，是一个人有效地处理日常生活中的各种需要和挑战的能力；是个体保持良好的心理状态，并且在与他人、社会和环境的相互关系中，表现出适应和积极行为的能力。

　　社会变革、经济发展及网络的普及改变了人们的生活方式。对青少年的影响更为突出。当代青少年面临的挑战与前几代人相比有明显不同。如性病、艾滋病、酒精、烟草、毒品、意外怀孕、男女角色的变化、遭遇的羞辱与歧视等。父母少有时间和孩子交流，所有问题都由孩子自己解决。从长远看．如果孩子缺少心理行为自我调节能力．在其成长过程或成人阶段将会出现一些心理或行为问题。健康教育专家试图探寻预防和解决青少年上述问题的办法。心理社会能力在促进身心健康及良好社会适应方面起了很大作用．当健康问题与行为相联，心理社会能力的作用更大。这就是目前被广泛认同的、在加强和改善青春期健康教育上卓有成效的"生活技能教育"(Life Skills Education)。

　　(1)生活技能教育理论世界卫生组织将生活技能定义为一个人的心理社会能力．即一个人有效处理日常生活中各种需要和挑战的能力。是个体保持良好的心理状态。并且在与他人、社会和环境的相互关系中，表现出适应和积极的行为的能力。主要包括五对十种能力。即：自我认识能力，同理能力；有效的交流能力，人际关系能力；调节情绪能力，缓解压力能力；创造性思维能力，批判性思维能力；决策能力，解决问题能力。生活技能是一个人心理素质的重要表现，有了它。青少年就可以果断抉择，有效沟通，建立健康的人际关系，与他人友好相处。也能正确认识自己、他人和周围环境，调整自己的行为，发挥个人的潜能。建立健康的生活方式。促进身心健康成长。生活技能教育就是帮助青少年提高生活技能．不仅帮助他们解决现有的困惑，而且能为他们走上社会奠定坚实的基础。其特点如下：(1)以儿童为中心。生活技能教育提供了传统教育从未提供的技能训练；着重于行为的改变；方法灵活，能在广泛的领域应用。(2)生活技能教育在发展健康行为或改变不良行为方面与其他教育明显不同，特别在计划目标方面。行为发展和变化是计划目标的一部分。尤其注重知识、态度与技能发展的平衡。因此青少年的改变不单单在知识方面．也包含态度和技能。

(2)生活技能在青春期预防艾滋病教育中的作用， 目前我国艾滋病的疫情总体呈低流行态势，部分地区疫情严重，疫情开始从高危人群向一般人群传播。2011年全国艾滋病监测报告显示。截至 2011 年 9 月 30 日，全国已累计报告艾滋病病毒感染 42.9 万例，其中艾滋病人 16.4 万例，死亡 8.6 万例。在我国报告的 HIV 感染者和艾滋病病人中，20 岁以下年龄组感染人数占 5．7%，20～29 岁年龄组感染人数占 34.7%，两个年龄组 HIV 感染人数合计占总数的 40．4%。从 2011 年 1～9 月报告和个案流行病学调查看。性传播和吸毒是感染 HIV 的主要途径，分别占 68.6%和 25.4%。

青少年的性知识、态度和行为对整个社会预防和控制性病、艾滋病起着举足轻重的作用，影响着国家的政策和未来发展。因此。对青少年开展预防艾滋病的健康教育。培养他们健康的生活方式。增强抵御艾滋病侵扰的能力。对预防和控制艾滋病的传播和蔓延具有十分重要的作用。艾滋病虽危及生命，但其传播方式明确。且艾滋病传播主要与社会环境和人的行为密切相关。在很大程度上是通过不安全的性行为和吸毒传播的。如多个性伙伴或与携带 HIV 的人有性行为，共用注射器静脉吸毒。只要洁身自好，纠正不良行为。艾滋病完全可以预防。青春期的青少年正处在身心发育、形成价值观和养成良好生活及行为习惯的关键时期。他们好奇心强。喜欢追求刺激，容易模仿和从众，认识上有片面性和局限性，辨别能力较差。在不良社会因素的影响下。易成为感染艾滋病的脆弱人群。同时。青少年容易发生与艾滋病病毒感染者／艾滋病病人感染有密切相关的吸毒和不安全性行为。要解决青少年中存在的这些问题，应注重对他们进行相关的生活技能教育。生活技能教育就像一座桥梁．将预防艾滋病的相关知识、态度与预防相关的危险行为紧密结合在一起。通过生活技能培训，青少年有能力将所学的知识与日常生活相结合。提高应对性病、艾滋病和毒品的能力。防患于未然．避免危险行为的发生。生活技能在青春期性教育、预防艾滋病教育中的综合应用体现在以下方面：①生活技能教育使青少年有能力做出对性关系、朋友关系的决定并恪守。知道如何抵御毒品和性诱惑，推迟首次发生性行为的年龄，知道对毒品和不安全的性行为说"不"。②预见可能导致危险或暴力的情况，能够对感染者和病人表示同情和关怀。知道如何在家庭或社区里照顾艾滋病病人．知道如何获得帮助来摆脱困境。③生活技能教育使青少年有能力做出明智的恋爱决定。有能力保持无性行为的恋爱关系。有能力预防性暴力，有能力对色情文化进行批判性思考。④生活技能教育使青少年有能力分析性行为的多种原因、过早性行为的危险性、推迟性行为的好处等。

(3)青春期预防艾滋病教育中要强调的生活技能内容在预防艾滋病教育中。对相关生活技能指标的界定还处在尝试阶段。据联合国儿童基金会西太区 2004 年学校生活技能会议．缅甸教育部基础教育司开发了"以学校为基础的健康生活与预防艾滋病教育(School—Based Healthy Living and HIV／AIDS Prevention Education. 简称 SHAPE)"课程。与此同时。他们针对不同的技能重点与学习内容。总结出与预防艾滋病教育相关的生活技能要素并进行细化。逐步形成了生活技能具体指标。现借鉴缅甸的技能指标。对我国预防艾滋病健康教育中的指标进行界定。

①自我认识能力。能评价个人感染艾滋病的风险，能评价感染艾滋病对个人目标和愿望所产生的影响。②同理能力。能理解艾滋病病毒感染者和艾滋病人的需求和感受，平等对待与帮助他们；能对艾滋病病毒感染者和艾滋病人表示同情并给予支持，给予更多关爱并且不歧视他们。③有效交流能力。以清晰和直接的方式提供艾滋病相关信息并与他人讨论相关问题；当遇到危险或困难时，知道向相关部门寻求咨询和帮助；有拒绝性要求的能力，协商使用安全套，保护自己免受伤害。④人际关系能力。能识别、分析混乱的性关系网络与感染艾滋病、性病风险的关系。知道多个性伴侣会增加感染艾滋病的风险；能识别、鉴定感染艾滋病对自己、家庭、社区和社会所造成的影响；能识别、鉴定社会和文化因素在预防艾滋病中的作用，知道只有全社会团结起来才能更好地预防艾滋病。⑤调节情绪能力。能够认识身体、心理的需求和愿望，并采取适当的行为，调节和处理不良情绪。⑥处理压力能力。能够认识同伴压力和个人需求之间的关系，用婉转而不伤害对方的方式拒绝。⑦创造性思维能力。能确定预防艾滋病的行为和方法，包括避免感染的保护性因素。⑧批判性思维能力。会评价各种与个人行为相关的预防方法的优缺点．有能力识别艾滋病对社会经济和文化的影响，有能力评价物质滥用(毒品、烟草和酒精)与艾滋病感染、肝炎之间的关系。有能力评价家庭关爱和机构关怀的机制。⑨决策能力。有能力识别一些日常行为和方法，使感染艾滋病的危险和易感性减低，如知道在帮助外伤出血的同学时．要用一叠纸巾或橡胶手套保护自己；与艾滋病病毒感染者或病人一起生活时．能用适当的态度和行为对待他们，如在他们遇到困难时．尽力给予帮助。⑩解决问题的能力。能识别感染艾滋病、性病的危险因素并付诸行动等。专家呼吁，调动社会和家庭力量共同开展预防艾滋病工作在青少年预防艾滋病方面，社会和家庭的作用举足轻重。国内有研究充分表明，在学校

开展预防艾滋病专题教育可以对学生的知识、态度等方面起到显著的促进作用，但目前社会和家庭的力量仍没有调动起来。调查显示，中学生同家长或家中其他成人谈论过 HIV／AIDS 问题的比例为 46.0%，同朋友谈论的比例为 48.7%，不同地区、年级的学生情况基本相似。因此，探索以学校为中心，家庭、社区共同参与的预防艾滋病健康教育模式势在必行。

2. 拒绝各种不良诱惑

生活是美好的，但又是复杂的，由于未成年人的身心特点，可能受到来自各方面的侵害，需要学会依法保护自己有些诱惑并不一定是坏事，比如：荣誉、金钱对青少年充满了强烈的吸引力，但只要通过正当的途径和刻苦努力去获得，就能成为一种前进的动力，对青少年的成长起到积极的促进作用。青少年既是国家的未来和希望，振兴民族的未来一代，肩负着建设祖国的重任，又是一个家庭的中心点和支撑点。而青少年恰恰处于从幼稚走向成熟的过渡期，是一个充满朝气蓬勃发展的时期。更重要的是，青少年时期还是一个充满危机和变化的时期。因此，青少年能否拒绝各种不检点的行为和不文明的嗜好，是他们能否成为一个有价值的人的关键。电子游戏是一种新型娱乐，集多种技术和众多学科知识于一体，它对于开发人的智力，锻炼眼、耳、手、脑并用能力有一定的好处，适当、有节制的娱乐，不仅可以适当放松自己，还可以发掘自己的潜能。

但有些诱惑对青少年是有百害而无一益的，如：烟酒的诱惑"黄、赌、毒"的诱惑、"法轮功"等邪教的诱惑。这就要求我们要善于认识、区分生活中的不同诱惑，好奇心和从众心理是青少年的一种正常心理，但猎奇心和盲目从众却容易使青山年受到不良诱惑的侵蚀，影响身心的健康发展，一些人之所以经受不住不良诱惑，往往是因为受猎奇和盲目从众心理的驱使。因此，抵制不良诱惑要克服猎奇和盲目从众心理，提高自己的控制力。在自己心中筑起一道抵制不良诱惑的坚固长城。

"黄、赌、毒"和邪教"法轮功"等不良诱惑，会伤害人的身体，毒害人的心灵，危害人的身心健康；会使人不思进取，放弃美好追求，影响个人进步和发展；会使人无视法律的尊严，损害他人和社会，走上违法犯罪道路。

第十八节　　异性交往的原则　预防性侵犯

1. 异性交往原则

心理学认为，青少年的性心理发展一般要经过三个阶段，即异性疏远期，爱慕和恋爱期。这三个阶段具体表现如下：

（1）异性疏远期。多见于进入青春期的十三、四岁少年，这时期，由于性心理发育的显著变化，不断地引起男女学生心理上的不安、害羞和困扰，有的甚至产生抵抗发育的心理。于是，男女之间的关系开始疏远，即使是童年时代两小无猜的朋友，也会在这一时期不自然的疏远。男女同学很少在一起交谈或参加集体活动，个别男女学生干部在一起接触多些，就会受到其他同学的嘲笑、起哄或讥讽。这样就会使男女同学更惧怕接近，尽管他们内心深处可能都已经产生了接近和向外异性的愿望的萌芽，但"欲擒故纵"外表上却是"敬而远之"。

（2）爱慕期

随着少年进入青年初期，情窦初开，异性间的疏远逐渐缩小，他们很快对异性产生好奇心，并以善意、友好、欣赏的态度对待异性同学，他们也愿意与异性同学一起学习，一起参加社会活动，并发展友谊。这时期是青少年性意识发展的一个重要阶段，其产生主要是青春期发育高潮的到来而引起的，其主要表现形式有二：一是情感吸引，二是渴求接触。就其一般性而言，有如下四个特点 a 喜欢表现自己。在这一时期，无论是男性还是女

性，都喜欢在异性面前表现自己，以期引起对方的注意和肯定 b
感情交流肤浅。两性间接触时感情交流比较隐晦含蓄，常以试探
性的形式进行。如：女生常以目传情，或借口要求男生帮助以观
察对方对自己的感情流露的反应，男生则借口与女生说话，或通
过主动帮助女生做事以获得对方感情反馈的信息。这就是"犹抱
琵琶半掩面"的做法，很少能够达到感情上的真正交流。c 交往
对象广泛。一般地说，周围的同龄异性，只要某种契机拨动了自
己感情的琴弦就有可能成为亲近的对象。换言之，爱慕对象不是
确定的、单一的。d 向往年长异性。在爱慕期，青少年有时会出
现喜欢、向往、崇拜年长异性的现象。如有的学生会对异性教师
产生超过尊敬范围的感情，以致在和异性教师交往接触中也感到
非常不自然。这种感情的产生时间，不仅包括初中和高中时期，
也包括大学时期。

(3) 恋爱期

对于进入青年中、后期的个体来说，由于其性生理发育已基
本完成，社会成熟与生理成熟已达到较高水平，因而他们有了与
自己倾慕的异性谈恋爱的心理需要，并常付之行动。这个时期的
异性交往有以下特点：a. 交往对象特定性。在恋爱期，男女青少
年已开始按照各自心目中的偶像寻找"意中人"。他们追求特定
的异性，并喜欢与之单独在一起，出现不喜欢集体活动而带有
"离群色彩的心理倾向，这一特点在男性身上表现得最为明显。
b. 互相爱慕的浪漫性。这一时期的男女青少年往往把恋爱看成是
一种神秘的、奇妙的、难以理解的力量。对恋爱的浪漫态度，典
型的表现为"一见钟情"。这种浪漫的恋爱态度与关系稳定、坚
固、和谐和以注重现实为特点的爱情是不同的。c. 感情交流的深
刻性。与爱慕期两性感情交流比较隐晦含蓄和以试探的方式进行
不同，在这一时期，两性间的感情交流较为直率、系统，并常以
幽会的方式进行。d. 对爱恋对象的占有性。这一时期的青少年男

女会产生对恋爱对象的占有欲，并毫不掩饰的嫉妒心理，对爱恋对象与自己的同性朋友和同学接触十分不满，甚至疑神疑鬼；对自己的同性朋友和同学与自己的爱慕对象的接触既尴尬万分，又十分愤恨。显然这些情况的出现与性欲意识的发展关系密切。由上可见，渴望和异性同学或朋友交往这是人类性心理发展的必然需要，它对于个体从儿童时期过渡到成人期有着重要的意义。但是，由于传统观念的影响，社会和家庭对青少年的异性交往总是持过度敏感或反对的态度，使得这些青少年在异性交往方面难以自如，他们或是感到有压力，不敢与异性交往，导致异性经验的缺乏，甚至导致异性交往的害怕或恐惧；有的则因为缺乏异性交往的正确指导，不能把握好异性交往的正确尺度而陷入各种异性交往的困扰之中，比如被异性误会、过早谈恋爱、出现婚前性行为等。这种情况会影响青少年的学习和生活，也会导致情绪的苦恼与痛苦很多案例我们可以发现，把握好异性交往的分寸很重要在与异性交往时，需要把握好"自然"和"适度"这两个原则。所谓"自然"原则，就是与异性交往过程中，言语、表情、举止、情感流露以及所思所想要做到自然顺畅，既不盲目冲动，也不娇柔做作。消除异性中的不自然感是建立正常异性关系的前提。自然原则的最好体现是，像对待同性同学那样对待异性同学，像建立同性关系那样建立异性关系，像进行同性交往那样进行异性交往。同学关系不要因为异性加入和存在而变得不舒服或不自然。

　　所谓"适度"原则，是指异性交往的程度和方式要恰到好处，应为大多数人所接受。既不为异性交往过早地萌发情爱，又不因回避或拒绝异性而对交往双方造成心灵伤害；既不过多地参与异性之间的"单独活动"，也不在异性面前如临大敌，拒不接纳异性的热情与帮助。当然要做到为大多数人所接受是不容易的，这里面还有个自然、适度的异性关系能否为周围大多数人

（包括教师、家长）所承认和接纳的问题.那么正确、恰当的交友方法有哪些？

首先要克服羞怯。与异性交往要感情自然，仪态大方，不失常态。以免使正常的异性交往误入歧途。其次，真实坦诚。在交往过程中要做到坦荡无私，以诚相待，这是建立和发展良好关系的前提和基础。切忌以"友谊"或"友情"为幌子招摇撞骗，心术不正地骗取异性的感情。

再次，留有余地。虽然结交的是知心朋友，但是，所言所行要留有余地，不能毫无顾忌。比如谈话中涉及两性之间的一些敏感话题时要尽量予以回避。交往中的身体接触要把握好分寸，不能过于轻浮，也不要过分拘谨。在与某一个异性长期交往中，要注意把握好双边关系的程度，不要走得"太深"、"太远"，以免超越正常交往的界限。另外，男女交往还要在谈话中避免纠缠那些不良情绪与行为；在集体活动中避免过多的单独相处；在交友范围上不作过多限制。与更多的同性异性同学交往，也可避免异性单独相处时产生的不适应和不自然心理。

2.预防性侵犯的措施

近年来，由于全球经济状况社会意识的改变，加上文化和宗教的影响，在许多国家和地区未婚少女怀孕已成为严重的社会问题。在我国也面临着同样的问题。少年男女的生理成熟一般超前于心理的成熟，如何对待这个不平衡，重要的就是对他们进行必要的性教育。人类的性关系，不仅仅是自然的两性关系，更是社会的两性关系，这也是人类区别于动物的重要特征，使男女的行为规范适应社会的需要和道德要求。必须针对不同年龄的阶段的青少年适时、适量、适当地进行有关性心理、性生理、性道德、性伦理、性病防治等方面的教育。特别是全球性的艾滋病问题，其流行的严重性、全球性预防战略中教育的重要作用以及公众对行动的需求给青少年健康促进提供了前所未有的机会。因此青少年要洁身自爱，明辨是非，勇于与坏人作斗争。头脑中要有时刻防范坏人侵犯的意识（男孩女孩都要有）；不要轻信陌生人，也不要带陌生人回家，尽量不要单独待在僻静的地方，尽可能避免黑夜单独外出，外出活动时要征得父母的同意，并将行程告诉父母。不要随便出入电子游戏厅、台球室、歌舞厅、酒吧等活动场所。不要接受陌生人送的礼物、钱财、玩具、饮料、糖果、更不要搭乘陌生人的便车。碰到有坏人做坏事，要迅速拨打110报警。遇到强暴的威胁时要大声喊叫呼救，并迅速跑向人多的地方。

第十九节　青少年预防艾滋病的 ABC 原则

性活动是人类生活的重要组成内容，但是，性活动在给人类带来快乐、帮助人类繁衍的同时，也给人类带来了很多烦恼，其中包括艾滋病、性病的传播。近些年来，国外一些专家在总结了预防性病和艾滋病经验的基础上，提出了预防性病、艾滋病的"ABC"原则。这里说的

1. 是禁欲（Abstinence）

主要是针对未婚青少年不应该有婚前性行为而提出的。青少年不发生婚前性行为，就没有了少女怀孕和感染性病、艾滋病的危险，也就不会有因为性行为而引起牵涉精力的感情纠葛，不会因此影响学业和正常人际关系的发展。所以不发生婚前性行为非常有利于身心的健康成长，完全符合青少年、家庭、社会的长远利益，这样的性健康教育是最受学生家长和学校教师的欢迎和支持的。对于未婚独身或出门在外的成年人而言，禁欲可以保证不会因为性行为而染上性病和艾滋病，因此是最为安全的上策。

2. 是忠诚（Be faithful）

对于已经结婚的人来说，要非常可靠地预防艾滋病性病传

播，互相忠诚的一夫一妻性关系是最为安全的选择，可以拒艾滋病于家门之外，保证家庭平平安安地不受艾滋病的侵袭，这同样是最为安全的上策。

3. 是避孕套（Condom）

有些人如果既做不到禁欲，又做不到互相忠诚，那么使用避孕套也可以是一种预防艾滋病的选择。在高危性行为中，正确坚持使用质量可靠的避孕套能够降低85%感染艾滋病毒的风险，对于高危行为人群而言这应该是有效降低艾滋病毒感染率的重要措施。因为还存在15%的失败可能，所以洁身自爱选择健康的生活方式还是最为重要的。

第十三章　减少歧视，正确对待艾滋病

第一节　歧　视

艾滋病是 20 世纪 80 年代发现的一种严重传染病。与其他传染病不同，艾滋病的产生和传播有着深刻的社会和文化背景，除生物学因素外，一些政治、经济、文化、社会、行为等因素对艾滋病的传播和蔓延起着重要作用。艾滋病不仅是一种生物性疾病，而且是社会性疾病，对个人、家庭、社会都产生巨大的影响。艾滋病病毒感染者和艾滋病病人不仅遭受疾病的折磨，还要应对社会对艾滋病以及对他们本人的反应，其中一个重要方面就是与艾滋病相关的耻辱和歧视。

与疾病相关的耻辱和歧视不是一个新问题，也不是艾滋病特有的问题。几个世纪前，麻风病和梅毒等疾病曾被认为是上帝对不道德行为或犯罪行为的惩罚。现在，艾滋病成为遭受耻辱和歧视最为严重的疾病，这再次引发人们对疾病相关耻辱和歧视的关注和思考。艾滋病相关耻辱和歧视是什么？其产生的原因何在？对艾滋病的流行起什么作用？耻辱和歧视能否解决艾滋病问题？

随着艾滋病的流行，人们开始关注艾滋病相关歧视问题。1987 年，世界卫生组织艾滋病全球计划创始人乔纳森·曼恩在联合国大会上提出：艾滋病流行有三个阶段：①HIV 流行；②艾滋病流行；③耻辱和歧视流行，和歧视伴随着艾滋病流行，是世界各国普遍存在的问题，它们的流行影响了艾滋病预防和控制措施的效果，这一点也得到中国政府的认同。

鉴于歧视已经给艾滋病的防治工作造成了很大的困难，了解艾滋病相关歧视的概念、表现、测定、产生原因及其危害，探讨减轻歧视的方法，对遏制艾滋病的流行具有重大意义和实用价值。

歧视的概念

歧视在中文里比较通俗地讲是"看不起"或者"另眼相看"。所谓歧视就是不平等看待，也就是偏见，偏见进一步就会发展为歧视。每个人都有歧视他人的行为，不过表现在不同的领域里，表现程度也各不相同。

随着社会的发展，歧视的种类越来越多，如：种族歧视，性别歧视，地域歧视，分数歧视，特长歧视，血型歧视，价格歧视，姓名歧视等等。

由于对艾滋病认识上的误区，一些人对艾滋病病毒感染者及艾滋病病人采取冷漠、疏远、排斥和歧视的态度。这样对待艾滋病，是无知的表现，是一种偏见。它不仅不人道，也十分不利于控制艾滋病的流行和蔓延。联合国艾滋病规划署提出艾滋病相关歧视是指某些人确定或可疑的 HIV 血清学或健康状况，在同样的情况下给予不公平的区别对待。但是，国家为了掌握艾滋病流行情况而进行的无关联匿名哨点监测，为了公众安全和健康对医学血液、血制品以及提供移植的人体组织、器官、细胞、骨髓和精液，在对进行的法定 HIV 检测等不属于这种"区别对待"或歧视。

第二节　艾滋病歧视产生的原因及其表现形式

人们避免与对自己健康和安全有潜在威胁的人和事接触。当人们遇到可怕、危险的人或者事情时，常见的反应是逃离或者躲避。如果无法逃避，则通过隔离它、消灭它或者转移它所造成的恐惧来减小其影响。

纵观人类历史，凡是被人们认为是危险的、有传染性和影响外貌的疾病都可能引发歧视，例如，梅毒、麻风病、精神病、乙型肝炎等，都给病人和感染者带来了歧视，使他们及其家人遭受社会的歧视和排斥、甚至驱逐。艾滋病是传染危险较高、预后较差的疾病，加上目前还没有疫苗和治愈的方法，这让公众对艾滋病感到害怕和恐惧，试图通过避免与艾滋病病毒感染者和艾滋病病人接触来减少感染艾滋病病毒的风险。在艾滋病流行之前，社会上就存在着对性、疾病、吸毒、死亡等社会敏感问题的偏见与恐惧，存在着对一些人群的偏见，如：同性恋者、静脉吸毒者、性工作者和移民等。由于艾滋病主要通过性和血液途径传播，而且最早在男男同性恋者、静脉吸毒者、性工作者中蔓延，因此，艾滋病被认为是这些边缘化人群的疾病。艾滋病本身的歧视和对边缘化人群的歧视叠加在一起，使艾滋病病毒感染者和艾滋病病人遭受"双重"甚至"多重"歧视。从艾滋病(AIDS)发现开始，歧视就始终伴随着它，并成为遏制 AIDS 流行，减轻 AIDS 对个人、家庭、社会伤害的最大障碍之一。了解 AIDS 相关歧视产生的原因和表现形式，对减少歧视，落实 AIDS 预防控制措施有着重要的意义。

1. AIDS 相关歧视及其产生原因

艾滋病相关专家认为，歧视是人们不公正地对待那些具有令人厌恶的、使人丢脸的特征的特殊人群。它是一种通过边缘化、排斥、强制等手段对特殊人群进行社会控制的有效措施。国外有人把歧视定义为将具有某种特征的人排除在正常的社会交往与社会活动之外。AIDS 相关歧视的产生，既有 AIDS 本身的生物学特性，又有复杂的历史、文化及社会背景，包括对致死性严重传染病的恐惧、认为 AIDS 是由于不道德的行为引起、媒体对 AIDS 不恰当的宣传等各种因素。

(1) 致死性严重传染病的恐惧 AIDS 是一种目前尚无疫苗预防、病死率极高且无法治愈的严重传染病。它在人群间传播，损害人们的健康，给病人及其家庭造成负担，影响到他们的社会地位，甚至造成死亡。因此，与那些不能带来明显威胁的疾病相比，AIDS 病人往往会受到更多的歧视。与过去人们面临天花、鼠疫、霍乱、肺结核等病死率极高的疾病威胁时做出的反应一样，面对 AIDS 最常见的反应是逃避并远离威胁，这种逃避与远离威胁就表现为歧视。卫生部目前公布的一项最新调查显示，我国城乡居民对 AIDS 普遍存在着歧视与恐惧心理，恐惧的主要原因是 AIDS 的不可治愈性与高病死率。权威人士认为，由于 AIDS 是一种致死性疾病，能对人们的生活造成很大威胁，因此，恐惧与远离威胁是 AIDS 相关歧视产生的原因之一。

（2）AIDS 通常与不道德的行为紧密相连

在很多社会中，人们将 HIV 感染者艾滋病病人区分为"无辜"和"有罪"两类。例如，在东南亚地区，感染 HIV 的性工作者和静脉吸毒者被认为"有罪"程度最高，嫖娼者紧随其后；从丈夫处感染 HIV 的妻子，如果她们只有丈夫这个唯一的性伴，就是"无辜"的。"无辜感染者"包括了儿童、血友病病人和输血感染者。在我国中部的某一个地区农村的研究也得到类似结果，人们对不同途径感染 HIV 者的态度也不相同。调查对象认为通过卖淫嫖娼、静脉吸毒者和同性行为感染 HIV 者不值得同情，他们是罪有应得，其中卖淫嫖娼感染者最不值得同情；卖血、配偶传播、母婴传播和输血感染者是值得同情，值得同情的程度按照卖血感染者、通过配偶感染者、母婴途径感染的儿童、输血感染者递增。尽管卖血感染者也值得同情，但他们的"无辜"程度不及儿童输血感染者。由此可见，人们看待 HIV 感染者和艾滋病病人是带有复杂的道德评判。由于个人自主行为导致的感染者，歧视较大。尽管社会给予"无辜"感染者极大的同情，但他们在现实生活中同样因艾滋病问题而蒙受耻辱，遭受歧视。此外，人们将高危行为等同于艾滋病，将有危险行为的人群视为 HIV 感染者或艾滋病病人。人们普遍认为只有吸毒者、妓女或同性恋者才会得艾滋病,那些遵守社会伦理道德,不吸毒、不发生性乱等行为的人不可能得艾滋病。社会中普遍存在的社会规范、道德与宗教准则,使人们认为性乱、吸毒等引起艾滋病的行为是对社会伦理道德的一种威胁。因此,得了艾滋病的人应该受到惩罚,他们应该为自己不道德、不负责任的行为负责。有研究表明,与因输血而感染艾滋病的人相比,人们会更加远离、更加看不起因为吸毒、性乱等途径感染 HIV(艾滋病病毒)的人。

(3)媒体不恰当的宣传

艾滋病流行早期,"得了艾滋病 必死无疑"、"艾滋病是一种惩罚"、"艾滋病是令人恐惧的"、"超级癌症"、"瘟疫"、"吸毒者得的病"、"外国人得的病"、"同性恋瘟疫"等词语经常出现在广播、电视、报纸等大众媒体上。此外,在媒体中常常出现的"无辜的艾滋病受害者"的宣传,隐含着这样的信息:有些人得艾滋病是由于他们的行为造成的,是咎由自取,罪有应得。逐渐地,使人们对艾滋病形成了一些"固有的",但很不准确的理解。从而为艾滋病相关歧视的产生奠定了基础。

(4)艾滋病相关歧视的表现形式

由于政治、经济、文化、宗教信仰、社会习俗等的不同,艾滋病歧视在不同民族、地区、国家中有不同的表现形式。尽管,我国在政策上的歧视较少,法律法规上虽然是强制性隔离、强制性检测、强制性婚检和暂缓结婚等条文,但在实际工作生活中,我国对 HIV 感染者和艾滋病病人的歧视普遍存在。同时,在家庭与社区、工作场所与教育机构、医疗机构、宗教团体、政府与司法机构等各种环境下,歧视也有不同的表现形式。

2. 家庭与社区中的歧视

艾滋病病毒感染者或艾滋病病人的家庭受到社区和社会歧视的例子在世界各国不胜枚举。不与艾滋病病毒感染者／艾滋病病人的家庭来往或者尽量减少来往;不与这样的家庭联姻;不与其家庭成员一起吃饭；甚至不跟其家庭成员说话。有一位40多岁的妇女 HIV 阴性的农村妇女，其丈夫死于艾滋病。村民不相信她没有感染艾滋病，处处躲避她，她家有重农活需要求人帮忙时，却没有任何一个人愿意伸出援助之手。她更不敢考虑再婚问题，用她自己的话来说："没有人敢娶我，因为我前夫死于艾滋病"。有艾滋病病毒感染者／艾滋病病人的家庭常常会受到其他家庭成员及社区居民的敌视、躲避、惩罚、抛弃、没收财产、甚至死亡威胁等不公正对待。有的家庭明明知道家人感染了艾滋病病毒，但却对外人声称感染了"肺结核""癌症"等疾病，设法隐瞒真实的病因。有 HIV 感染者或艾滋病病人的家庭成员尽量避免与社区居民接触，以免泄露秘密，遭受歧视。我国第一个直面公众的艾滋病病毒感染者刘子亮身份暴露后，村里的人不买他家的农产品，不吸他给的香烟。

因艾滋病问题受到的歧视不仅仅是他们本人，还会扩展到他们的家庭及其生活的社区。国内曾有调查显示，中国某省某地，当传闻某村中有村民被检出 HIV 阳性，一年之内 10 名曾卖过血的青壮年不明原因死亡，邻村将其视为"艾滋病村"。一时间，流言蜚语、小道消息满天飞，这个村的村民被拒绝乘坐公共汽车；其他村庄的村民不和"艾滋村"中未感染 HIV 的村民联姻，不买"艾滋村"生产的瓜果蔬菜；外村人尽量不到该村走亲戚，如果不得不走亲戚的话，也设法不在村里吃饭、住宿；外村人宁愿绕远道也要避开该村；医疗机构拒绝为来自"艾滋村"但未感染 HIV 的村民提供医疗服务；这个村的适龄男女青年的婚嫁也成问题。印度等很多国家都发生过针对 HIV 感染者／AIDS 病人的谋杀事件。在加纳，知道妇女感染了 HIV 后，其他家庭成员拒绝和她们一起吃饭，不允许她们碰其他成员的物品。在非洲很多国家，妇女一旦被发现感染了艾滋病病毒，就会立即被送回娘家，甚至还可能被处死。不仅仅感染了 HIV 病毒的成员会受到外界的歧视,家庭里的其他成员也会受到很大影响。在我国部分地区,一些学校拒绝艾滋病病毒感染者的孩子上学,其他学生拒绝与这些孩子一起上课;艾滋病病毒感染者及其子女很难娶妻嫁女。在尼日利亚,一个人感染了艾滋病病毒,整个家庭都会被其他居民称为"艾滋家庭",孩子通常会由于有"艾滋爸爸或艾滋妈妈"而受到他人的嘲笑。此外,与艾滋病病毒感染者和艾滋病病人生活在同一社区中的居民也会不同程度地受到其他人的歧视。用人单位拒绝雇佣来自"艾滋村"的村民等情况时有发生。

3. HIV 感染者艾滋病病人的歧视

由于 HIV 感染者/艾滋病病人免疫功能下降,经常出现机会性感染,他们与医疗卫生机构的关系最为密切,而且在就医过程中暴露 HIV 感染状况的机会较多,因此,他们在卫生保健领域当中受到的歧视比其他生活领域多。有的艾滋病病人因为 HIV 阳性被医院拒绝治疗,或者没有采取适当的治疗,错过最佳治疗时机,留下终身残疾。2001 年,有位病人因下肢血肿压迫神经到某大医院就医,医生给他检查时说:"从血肿压迫到手术,6个月内治疗有效。幸亏你就医及时,否则错过时间,做手术也没有用了。"但是,当手术前常规检查发现他是 HIV 阳性者时,这个医院的医生没有人愿意给他做手术;而当通过卫生行政部门协调辗转为他联系了另一家医院时,医生则告诉他说已经错过了手术时间(过了 6 个月),没有必要做手术了。从此,这个病人小腿以下失去知觉,行走受到影响。

4. 工作场所与教育机构中的歧视

尽管日常接触不传播 HIV,但很多雇主仍然利用工作场所可能传播 AIDS 为借口,在招工时强制性检测 HIV,或在招工表上及面试时询问有关 HIV 感染/艾滋病的情况和生活方式情况,拒绝雇佣 HIV 感染者,或解雇 HIV 抗体阳性的员工。一位哈佛毕业的 HIV 呈阳性的律师,根据当地的法律被迫放弃工作。他说:

得了艾滋病就像是穿了一件红"A"字衣服（注：美国殖民地时代，让通奸者穿有红 A 标志的衣服示众）。在我国甘肃省某市，有一家单位在得知一名职工是 HIV 感染者后，就劝其在家休养了。在博茨瓦纳，私营企业在未告知的情况下，利用给员工常规体检的机会进行 HIV 检查，并以此为借口解雇员工。在很多国家，同事拒绝与 HIV 感染者一起工作等情况也经常发生。很多中学与大学经常会拒收或开除感染了 HIV 的学生。在赞比亚，其他学生常常会取笑父母死于 AIDS 的学生，甚至诽谤侮蔑他们。部分学校会把感染了 HIV 的学生与其他学生的座位分开，并常常拒绝感染了 HIV 的学生们的病假请求。此外，感染了 HIV 的学生还会受到其他同学甚至老师的嘲笑与暴力等不公平对待。

5. 医疗机构中的歧视

许多国家的医疗机构中，未经患者同意而进行 HIV 检查、违反保密原则、拒绝为 AIDS 病人提供治疗与关怀服务等情况经常发生。对女性 HIV 感染者和艾滋病病人强制性流产和绝育；对育龄男女青年强制性进行婚前 HIV 检测；对孕产妇强制性进行产前 HIV 检测；撤销或更改 HIV 阳性父母的监护权、赡养权和继承权。在我国，HIV 感染者和 AIDS 病人在医疗机构就医时，经常会受到医务人员的歧视。一位来自香港的 H1V 感染者在内地某医院就诊时，主动要求护士在给他注射时做好防护，因为他是 HIV 感染者。护士听后立即告诉了医生，全院如临大敌，并拒绝继续给他提供治疗服务。一些医疗机构还会出现违反保密的原则而暴露患者身份，未经许可而向患者亲属透露病情，向媒体或警察泄漏患者信息等。在赞比亚，AIDS 病人去看病时被隔离，留在走廊里而无人管，最后才给看病，使用侮辱性的名字，为了给"其他病人"腾出病床而被打发回家或转到其他医院等情况时有发生。更有甚者，一些医疗机构向 HIV 感染者艾滋病病人亲属强制性通知感染状况等等；把写有"HIV 阳性"或

"AIDS" 的标识牌放在去看病的 HIV 感染者和 AIDS 病人身边。向其他团体提供 HIV 阳性名单, 有意或无意允许他人查阅应该保密的感染者的资料

6. 宗教团体中的歧视

由于对同性恋、性乱、吸毒等问题持反对态度, 并认为 AIDS 是上帝对人类的惩罚, 宗教团体经常会排斥、遗弃、谴责 HIV 感染者和 AIDS 病人, 甚至认为他们是 "恶魔"。在尼日利亚, 与 "正常死亡" 人员的服丧期相比, AIDS 病人的服丧期要短很多, 教堂还建议 AIDS 病人的墓穴应该比死于其他疾病的人的墓穴要深很多。在柬埔寨, 和尚拒绝为死于 AIDS 的人举行传统葬礼。在加纳, 人们对死于 AIDS 的人常常会采用快速的、非传统的、与其他人不同的葬礼仪式。在佛罗里达州有三个兄弟, HIV 检测均为阳性。消息传开后, 他们的理发师拒绝为他们理发, 教区牧师建议他们不要去参加每周的教堂活动, 后来, 他们家的房子被人烧毁。1998 年, 南非有一个妇女在德班的艾滋病大会上公开承认自己感染 HIV 后, 被邻居用石头活活砸死。

7. 政府与司法机构中的歧视现象

政府与司法机构在法律、法规政策的制定与实施过程中, 经常不公正地对待甚至歧视 HIV 感染者和 AIDS 病人, 如对看守所、监狱的羁押犯人进行强制性 HIV 检查与隔离, 违反保密原则, 针对 HIV 感染者和 AIDS 病人的从业限制等。将一些被认为可以传播 HIV 的行为定为违法行为 (如卖淫行为或男男性行为); 制定特定的故意传播艾滋病罪; 使 HIV 感染者和艾滋病病人及其他有感染 HIV 危险的人受到法律上的不公平待遇 (如 HIV 感染者艾滋病病人进行法律诉讼时, 其应得到的权利遭到拒绝或限制, 这些权利包括复审和上诉权、继承权、评论权和隐私权); 根据HIV 感染状况不同在量刑或定罪上区别对待; 对被拘留的 HIV 感染者 / 艾滋病病人采取特殊对待 (如隔离、拒绝或减

少其使用监狱的设施、特权和释放）。2004 年以来，媒体多次报道了公安机关为 HIV 阳性的犯罪嫌疑人设立单独的囚室，身穿隔离衣、戴着口罩看守与审讯犯人的消息。印度最高法院规定 HIV 感染者和 AIDS 病人没有结婚与组建家庭的权利。在很多国家，由于法律的限制，HIV 感染者和 AIDS 病人不能购买保险，无法申请到银行信用卡。此外，他们的旅游与移民也会不同程度地受到限制。在出入境管理上也是采取强制性的检测 HIV 并公布检测结果，需要有 HIV 阴性证明才能进入一个国家、在一个国家停留或自由活动；如果是一个 HIV 感染者或艾滋病病人将被无条件的驱逐出境。

8.艾滋病相关歧视带来的危害

HIV 感染者和艾滋病病人受到歧视和社会排斥，导致感染者和病人否认感染状况，一些有危险行为的人不愿意接受 HIV 检测。歧视不仅对 HIV 感染者和艾滋病病人及其家庭造成危害，而且影响到社区和社会，使 HIV 和艾滋病悄悄流行，形成巨大的暗流，艾滋病预防措施难以实施，最终导致艾滋病难以控制。

艾滋病流行的 30 年来，艾滋病相关歧视一直与艾滋病如影随形。联合国艾滋病规划署在 2006 年 12 月发表的 "2006 年全球艾滋病报告" 中回顾了艾滋病的发展史，总结全世界应对艾滋病的经验和教训。报告指出，艾滋病预防和治疗还面临诸多障碍，例如，缺少基层服务设施、交通不便或者缺少训练有素的工作人员等，这些问题需要人们共同努力才能解决。当我们动员社会各界力量来解决这些问题时，我们需要谨记，在性和毒品等问题上存在的歧视也会阻碍有效的艾滋病预防控制工作。感受到的歧视在很大程度上影响了 HIV 感染者和艾滋病病人的个人定位、解决问题的策略（如主动处理或被动逃避、是否公开自己的感染状况、是否寻求社会支持等），从而直接或间接地影响到健康结局和个人行为，如身心健康、危险行为等。歧视不仅影响 HIV

感染者和艾滋病病人的行为和健康,而且感染者个人的行为又会与他人、社区、和社会发生负面互动,最终对艾滋病的预防控制产生不利的影响。

给个人带来的危害:

艾滋病相关歧视是 HIV 感染者和艾滋病病人面临的主要挑战和压力来源之一。得知感染 HIV 后,他们首先考虑的可能并不是疾病本身的生物学后果,而是感染 HIV 给自己和家人在生理和社会等方面带来的影响。他们希望拥有"正常人"一样的待遇,因此,他们在处理歧视的过程中,可能会隐瞒、否认、掩饰等歧视的特征。

为了避免遭受歧视和耻辱,多数 HIV 感染者和艾滋病病人选择隐瞒自己的感染状况,在社会交往中控制可能被歧视的信息和特征,他们不对任何人讲述自己的感染状况包括家人、朋友、单位领导甚至医生。这导致他们不能及时得到社会支持、医疗和社会服务,延误治疗或者放弃治疗。

歧视不利于 HIV 感染者和艾滋病病人积极应对艾滋病,在感染初期,大多数人会选择自我封闭,经历过社会排斥、攻击、歧视阶段后,他们的心理压力会随之增大,逐渐认同外界对自己的负面看法,来责备自己,甚至放弃治疗和其他社会福利。因此,歧视剥夺了感染者和艾滋病病人应有的权利。而会造成以下影响:

①导致人际关系破裂　一般来说,感受到的歧视出现在实际的歧视之前。当 HIV 感染者和艾滋病病人意识到自己会遭受到社会排斥、攻击、歧视,或者感受到公众对艾滋病及其相关人群的负面态度时,他们害怕公开自己的感染状况后受到歧视、影响正常的生活,因此常常设法隐瞒自己的感染状况、症状等可能与艾滋病联系在一起的特征(如卖血、吸毒、男男同性恋者),避免被别人打上标记,在一定程度上成功地(装扮成)未感染者,以减少

实际的歧视的发生。例如，有的艾滋病病人短期内出现的明显消瘦或咳嗽等呼吸道症状时，他们最大可能会向别人解释患上糖尿病、呼吸系统疾病或者肺结核等。在歧视还比较严重的环境中，HIV 感染者和艾滋病病人会因担心在人际交往过程中不慎泄露自己的感染状况，或者承受不了巨大的心理压力。主动退出社交，试图通过自我封闭来达到保密的目的。这限制了 HIV 感染者和艾滋病病人获得潜在的社会资源和服务，令他们感到羞耻、自我责备和否定自身的社会价值，导致 HIV 感染者和艾滋病病人意志消沉、自尊丧失、绝望、退出社会最后走上自杀的道路。

由于社会上存在着连带歧视，HIV 感染者和艾滋病病人的家属和朋友会担心自己与他们的关系而受到排斥、攻击和歧视，即使他们本身并不歧视艾滋病病毒感染者和艾滋病病人，但是有些人还是会远离 HIV 感染者和艾滋病病人甚至将他们赶出家庭。为 HIV 感染者和艾滋病病人治疗的医务人员和志愿者也会因为害怕连带歧视而影响服务的质量和意愿。艾滋病相关歧视可能在感染者或病人去世后都存在，因此活着的人常常隐瞒死者的真实死因。有人说："歧视如此巨大，许多 HIV 感染者和艾滋病病人带着秘密进入坟墓"。

②对心理和行为的影响

对任何一个人来说，遭遇社会排斥和歧视是非常痛苦的经历。当 HIV 感染者和艾滋病病人感受到他人消极的反应时，自我否定、自我封闭加重了 HIV 感染者和艾滋病病人的心理压力。对他们而言，社会关系破裂的效应很大，能充分感受到排斥、孤立、疏远、孤独和无助。随着病情的进展，病人开始出现临床症状，他们在遭受生理痛苦的同时，还要注意避免身体症状"外在标识"所带来的歧视。在感染早期，由于没有出现明显的临床症状，他们和正常人没有明显的区别，可以正常工作、学习和生活，当出现明显的症状和特征时，他们则必须花费大量的时间和精力隐瞒感染的事实。这不仅让他们承受巨大的心理压力。还限制了他们的活动自由,时刻担心别人发现自己是一个感染者,为自己生活中的奇怪行为寻找各种借口,不敢当众吃药,不敢去有熟人的医院看病等等。

在现实生活中,许多病人(如高血压、糖尿病、各种癌症病人)可以坦然地面对别人,告诉别人自己得了什么病,但是他们不能这么做,也不敢这么做。由于艾滋病与性、不良性行为、死亡等交织在一起,保密对他们来说是一件至关重要的事情。乌干达艾滋病相关机构有报告显示:58%的调查对象认为害怕歧视是不向他人公开自己感染 HIV 的主要原因,这导致 HIV 带来的所有压力均由感染者和艾滋病病人自己承担。"艾滋病阳性结果告知"是一把双刃剑,隐瞒自己的感染状况能够在短期内减少歧视的发生,减少社会压力,但也会使阳性者不能采取安全行为(如不共用针具吸毒、性行为中全程正确使用安全套和 HIV 阳性的母亲不用母乳喂养婴儿),或者延迟获得咨询、医疗和社会支持,增加了 HIV 由高危人群向一般人群传播的风险。近年来,尽管有了阻断 HIV 母婴传播的药物和技术,但每年仍有 50 多万名婴儿因母亲而感染 HIV。其中最重要的原因是许多妇女害怕歧视而没有进行 HIV 检测,没有及时采取母婴阻断措施。在非洲,一些 HIV 阳性的母亲继续用母乳喂养,害怕转用人工喂养引起别人的怀疑,发现她们是 HIV 感染者从而受到歧视。此外,有些 HIV 阳性静脉吸毒者担心遭到同伴的排斥,不告诉同伴自己的感染状况,继续与他人共用注射器吸毒。女性吸毒者为了获取毒资,从事商业性行为,而不采取任何保护措施。有的 HIV 感染者和艾滋病病人害怕遭到配偶的抛弃,不告诉自己感染 HIV 的事实,将配偶置于感染的风险之中。

隐瞒 HIV 感染状况可能造成其他的负面影响,当他们的家人、配偶或性伴发现了其感染状况后,首先会感到因被欺骗而伤心、愤怒，甚至导致家庭关系破裂。虽然向其他人公开自己的感染状况可能会获得情感支持和社会资源的帮助，来采取安全措施保护配偶或性伴的健康，但同时也面临着人际关系的破裂、遭受歧视的危险，或者给被告知者带来感情上的伤害。因此，HIV 感染者和艾滋病病人对是否将感染事实告诉他人也充满了矛盾和激烈的思想斗争，他们需要权衡利弊，是否将感染实情告诉他人？第一个要告诉的人是谁？什么时候告诉？如何开口？用什么方式来告诉？在什么地方？

帮助感染者和艾滋病病人理性地、合理地主动告知是积极处理"歧视"的第一步。帮助他们分析告知的利弊，制定告知的策略，以及如何应对告知带来的一系列问题，大多数感染者和艾滋病病人会将感染事实告诉可能理解、支持、或者分担他们压力的人。美国有一项对男男同性性行为 HIV 感染阳性的调查发现，68%的感染者至少告诉一位朋友，35%的人告诉一个家庭成员；90%的人不打算告诉以前的性伴，而66%的人则告诉了固定的性伴。国内的一项告知研究显示：HIV 感染者和艾滋病病人主动告知率为 64.5%，以告诉配偶或者性伴、父母和兄弟姐妹者最常见。

9. 在社会层面上的危害

（1）传递了错误的信息—"艾滋病是那些人的疾病"

歧视在社会上传递了"艾滋病是那些人的疾病"，与我们无关。简单地将人群分为"危险人群"（如卖血者、静脉吸毒者、男男性行为者、卖淫嫖娼者和移民等）和"一般人群"，而不是引导人们去认识"危险行为"，在某种意义上强化了对已经遭受歧视的人群的负面影响，让人们错误地认为只要将艾滋病病人和感染者以及危险人群识别出来，远离他们就能够保护自己乃至公众的健康，借此来减轻人们对艾滋病的恐惧。例如，医院希望把HIV 阳性者找出来以降低医源性传播的风险，也不愿意采取对医源性感染普遍防护的原则。这样的策略不仅给感染者和病人带来歧视,同时也危害到广大医务人员和其他病人。因为只关注筛查出 HIV 阳性者,然后采取防护措施,就等于是把非阳性者看成是传播风险比较低的人群,可以降低防护意识和安全标准。这样可能产生不良后果,就诊者处在感染的窗口期时,虽然 HIV 检测结果为阴性,但是具有传染性,这时就增加了医生们感染 HIV 的风险,因为他们降低了自己的防护意识和安全标准。另一方面,这种将阳性者找出来再防护的做法,以及在此基础上进行歧视,这无疑将感染者推向了一般人群,增加了感染艾滋病的风险。现实生活中不少的案例告诉我们,只有消除歧视,尊重感染者和艾滋病病人的个人权利,使他们能够有尊严的活着,才能够充分保护公众的利益,有效地遏制艾滋病的传播和蔓延。

(2) 歧视加剧了社会原有的不平等

艾滋病流行将人类社会中原有的不平等"放大化"。不同性别的感染者和艾滋病病人的处境和经历也不一样,女性感染者比男性更容易受到家庭、社区以及社会的谴责和排斥,哪怕是她的合法丈夫传染给她的。在中国农村地区,丈夫感染 HIV 后,妻子往往会默默地承担着家庭的重任;而如果是妻子感染了 HIV,丈夫或者他的家人可能会指责妻子,剥夺她对孩子的抚养权,甚至提出离婚。这种双重标准使妇女作为母亲、妻子、女儿、照顾者、HIV 感染者和艾滋病病人都需要付出巨大的代价。而在 HIV 感染率比较高的地区,往往是女性更多的承担着照料感染者或病人的责任。

(3) 有碍于国家对艾滋病的预防与控制

认识和公开艾滋病问题是国家动员政府和社区资源预防控制艾滋病的前提。在艾滋病流行早期,不少国家否认艾滋病的存在或认为艾滋病是外国人的病跟自己无关,使艾滋病像暗流一样在人群中悄悄流行,蓄势待发,使得人类痛失预防和控制艾滋病的有利时机。在全球范围内,无知、恐惧和否认已经产生了严重的悲剧性后果；HIV 感染者和艾滋病病人得不到应有的关怀、支持和治疗，使艾滋病防治工作难以开展；恐惧和歧视的流行导致个人、家庭、社区自我保护能力下降，形成害怕歧视胜过害怕艾滋病本身的不良社会氛围，阻止人们公开讨论艾滋病问题，需要进行检测的人不愿意或不敢进行艾滋病咨询和检测，不能获得减少暴露 HIV 危险的信息；致使感染者和艾滋病病人不敢公开自己的感染状况，不愿改变危险行为以免别人怀疑自己而遭受歧视，国外研究报道，36%～66% 的男男性行为者和双性恋者因害怕受到歧视而不愿意进行 HIV 检测；即使检测出 HIV 阳性，他们也不愿意将感染结果告诉给自己的性病和配偶，甚至于有的人远走他乡，继而进行他们的危险行为。延迟检测和治疗增加了 HIV 感染者传染给性伴、共用针具者和后代的风险。这都加剧了艾滋病的流行。

当社会开始关注艾滋病相关歧视问题以后，强制性隔离、泄露感染者和艾滋病病人的感染状况等明显的歧视性行为已经逐步减少，对感染者和艾滋病病人的歧视表现也越来越微妙。例如，当检测出病人是 HIV 阳性者时，有些医院可能找出各种借口推诿，冠冕堂皇地将感染者和艾滋病病人拒之门外，像医院条件不好、按规定应该去传染病医院治疗等。有的单位知道某员工感染 HIV 会设法找各种理由来解聘他。有 HIV 阳性者的家庭也会找各种各样的理由将他们逐出家庭。这些都充分说明了艾滋病相关歧视存在的普遍性和复杂性。

第三节　减少歧视是预防与控制 AIDS 流行的关键

人类历史上曾有过不少次不人道地对待一种疾病的先例。在欧洲历史上就有许多"把麻风病人逐入山林，将黑死病人（鼠疫病人)锁进山洞"的记载。这些都是在科学技术和生产力不发达时代,人们在自保心态驱使下的一些极端的行为。但人毕竟又是有伦理规范的高级动物,为了寻求心理的平衡,给这些不人道的行为找一个能被人认同的理由。于是"得病是上帝对他的惩罚,是前世做恶的报应"等观点就应运而生了。它使人们可以坦然而冷漠地面对眼前的残酷。国内外很多研究表明,针对 HIV 感染者和 AIDS 病人的歧视并未能阻止 AIDS 的传播和蔓延。相反,歧视的存在使很多 HIV 感染者和 AIDS 病人不敢暴露自己的身份,拒绝主动接受 HIV 检测。这会造成更多的 HIV 感染者难以发现,使艾滋病宣传及干预措施无法接近他们。同时,由于常常受到来自外界的冷漠、责难、歧视及种种不公平的对待,很多 HIV 感染者和 AIDS 病人会因此而消沉,丧失自尊心,感到悲观失望,甚至报复他人和社会。这些对 AIDS 的预防控制工作造成了很大困难。因此,提供关怀,消除歧视不仅能提高 HIV 感染者和 AIDS 病人的生活质量,而且也是预防与控制 AIDS 流行的关键环节。国家主席胡锦涛在"世界艾滋病日"到北京佑安医院看望 AIDS 病人,与他们亲切握手交谈,国务院总理温家宝与 HIV 感染者共度新春佳节的行动,对全社会减少对 HIV 感染者和 AIDS 病人的歧视起到了极大的促进作用。清华大学艾滋病政策研究中心主任景军教授认为:"国家高层领导的这些举动无疑将对各级官员产生巨大的榜样作用,其影响远远胜过出台若干个文件、规定。"鉴于此,应充分发挥政府领导人、明星人物及 HIV 感染者在 AIDS 宣传中的模范效应,利用新闻媒体的优势,提高大众对 AIDS 知识的正确理解,尽可能地改变大众对 AIDS 已有的歧视态度。同时应进一步加强对医护人员的培训,使他们掌握 AIDS 知识,提高医德修养,确保为 HIV 感染者和 AIDS 病人提供检测、咨询、关怀与医疗服务时,对他们的身份严格保密。艾滋病防治是一项政策性很强的工作。从 20 世纪 80 年代开始，中国相继出台了一系列法律法规，对防治艾滋病工作发挥了积极的作用。法律是社会发展到一定时候应运而生的产物。有一定的滞后性，通常是事件发生在先，立法在后。受历史条件和人们对事物认识的局限，法律不可能尽善尽美，加之法律使用期长，应受到一定阶段必然会产生矛盾或与现行制度相抵触的地方。2004 年以来，中国修订了 1989 年颁布的《中华人们共和国传染病防治法》，并根据此法对原有的一系列艾滋病相关法律法规进行了修改和完善，不仅增加了相关的法律法规，而且在条款上也更加全面、明确；在艾滋病相关歧视方面有了进一步的规定。中央及各级政府在全国范围内，对农村和城镇中经济困难的AIDS 病人实行免费治疗，目前已有 13 万多名病人接受了免费抗病毒治疗。在 AIDS 流行重点地区，政府提供免费血液检测，对AIDS 致孤儿童实行免费上学等政策。这些政策的制定与实施，对减少歧视，为 HIV 感染者和 AIDS 病人创造一个友善、理解、健康的支持性社会环境起到了关键作用。

1. 制定相关反歧视政策维护感染者和艾滋病病人的合法权益

1988 年 1 月，世界艾滋病预防卫生部长级会议出台了艾滋病预防伦敦宣言，这是第一个反对艾滋病相关歧视的国际声明：对HIV 感染者和艾滋病病人以及受影响人群的歧视阻碍实现公共卫生目的，必须消除。随后，1988 年 41 界世界卫生大会的相关决议敦促成员国同情和理解 HIV 感染者和艾滋病病人，建议保护HIV 感染者、艾滋病病人和受影响人群的人权和尊严，减少服务、就业和旅游规定上的歧视。1989 年，联合国人权中心组织召开了第一届国际艾滋病与人权（专家）会议，重申了预防与艾滋病相关歧视以及促进和保护艾滋病领域的人权的公共卫生基本准则，此准则在 1990 年和 1991 年的联合国大会决议中被多次强调。

1996 年末，联合国艾滋病规划署和人权高级委员会联合举办了第二届国际艾滋病与人权会议，草拟了 12 条艾滋病与人权国际方针,强调减少艾滋病相关歧视,促进和保护 HIV 感染者和艾滋病病人及其受影响者的权利。

国际人权法律保障人们在多种情况下免受歧视,包括性别、种族、语言、宗教、政治观点、出身或者其他情况。

2001 年,联合国大会艾滋病特别会议通过了《关于艾滋病问题的承诺宣言》,达成了应对艾滋病相关的国际共识。自 1988 年 12 月起,全球设立了世界艾滋病日。每年艾滋病运动都有一个主题,2002-2003 年连续两年将艾滋病相关歧视作为世界艾滋病运动的主题—"相互关爱,共享生命"。

歧视会削弱艾滋病防治措施的效果,只有法律保护 HIV 感染者和艾滋病病人免受歧视,并动员 HIN 感染者和艾滋病病人加入艾滋病防治工作,才能动员一切社会力量有效地遏制艾滋病的流行。现有艾滋病相关的法律法规中,大多都有保护 HIV 感染者和艾滋病病人权益,反对歧视的条文。在 2006 年《艾滋病防治条例》第三条明确规定"任何单位和个人不得歧视艾滋病病毒感染者、艾滋病病人及其家属。艾滋病病毒感染者、艾滋病病人及其家属享有的婚姻、就业、就医、入学等合法权益受法律保护"。1999 年卫生部印发的《对艾滋病病毒感染者和艾滋病病人的管理意见》中规定:"严格保密制度,保障个人合法权益,履行社会义务和责任,反对歧视"。"艾滋病病毒感染者和艾滋病病人及其家属不受歧视,他们享有公民依法享有的权利和社会福利"。2004 年《关于加强对生活困难的艾滋病患者、患者家属和患者遗孤救助工作的通知》中提出要"坚决杜绝工作中歧视艾滋病患者、及其家属的行为"。在我国相关的工作指导方案里也明确规定"反对社会歧视,倡导相互关爱的道德风尚,为艾滋病病毒感染者和病人营造良好的社会环境"。

2. 实施"四免一关怀"政策,营造不歧视的环境

2003 年,世界卫生组织和联合国艾滋病规划署在发展中国

家推行抗病毒治疗，这对减少艾滋病相关歧视产生了一定的影响。巴西是世界上第一个把抗病毒治疗纳入公共医疗服务体系的发展中国家。在圣保罗进行的 HIV 阳性儿童的研究显示，抗病毒治疗使艾滋病从一种高致死性急性传染病变成了可治疗的慢性传染病，在更大范围内保障了公民的权利，减少了社会上在医疗方面的不公平。

2003 年中国政府明确提出对艾滋病病毒感染者、艾滋病病人及其家庭实行"四免一关怀"政策，避免对艾滋病病毒感染者和艾滋病病人的歧视。"四免一关怀"政策是中国政府在政治上对艾滋病问题的最重要承诺，表明了中国政府反对歧视的态度；无论是通过什么途径感染了 HIV，不管是感染者还是病人都是疾病的受害者，应该得到同情和帮助。"四免一关怀"政策有助于营造友善、理解、宽松的社会环境，鼓励他们采取积极的生活态度，改变危险行为，延长生命，提高生活质量。通过治疗艾滋病病人和 HIV 阳性的孕妇实行母婴阻断，减少人们对艾滋病的恐惧；通过免费的艾滋病自愿咨询检测，为他们提供一个了解知识、技能和检测的平台，及时提供帮助和支持。这样可以在一定程度上减少艾滋病相关歧视。艾滋病是人类共同的敌人，HIV 感染者和艾滋病病人是防治艾滋病的力量。只有在法律上保证 HIV 感染者和艾滋病病人在社会生活中免受歧视，才能鼓励有高危行为者参与艾滋病防治工作，促进公众健康。因此，我们应该积极地在高危人群（卖血者、吸毒人群、商业性行为者、男男性行为者等）中开展艾滋病防治活动，来降低艾滋病传播的风险。

3. 加强媒体正面宣传，改变公众对艾滋病的态度

在每一个世界艾滋病日，各国领导人和知名人士都会现身支持抗击艾滋病。胡锦涛主席、温家宝总理到佑安、河南上蔡县医院看望 HIV 感染者和艾滋病病人，与他们握手、交谈；已故英国前王妃黛安娜与 HIV 感染者拥抱、握手和接吻；著名篮球明

星姚明、著名演员濮存昕出任中国艾滋病防治宣传大使;克林顿担任国际艾滋病防治基金会主席;比尔.盖茨投资巨资防治艾滋病等等,这些举措对公众正确认识艾滋病,减少对感染者和艾滋病病人的歧视都产生了积极的影响。媒体在艾滋病歧视宣传中起着双重作用,宣传得当可以减少公众对艾滋病的偏见、恐惧、排斥和歧视;宣传不当将会在艾滋病反歧视教育中起一个推波助澜的作用,使艾滋病反歧视更加加剧,继而引起社会的恐慌,人们谈艾色变。艾滋患者,成为人人退避三尺的边缘人群,不但身体要忍受病魔的折磨,心灵更要忍受被社会遗弃的煎熬。艾滋病流行早期,各国均采取了恐吓教育,媒体过分渲染艾滋病的可怕性,引用一些令人害怕的比喻,将艾滋病与社会道德相违背的人和事联系在一起;在公众心目中艾滋病是一个耻辱性疾病,得艾滋病的人是罪有应得。无形中默认了公众对艾滋病的歧视,歧视在现实社会在被合理化。

尽管国内外有多项研究证实,艾滋病相关知识不简单地等同于态度,态度自然也不等于行为。但是提升知识是改变态度和行为的必要条件。

4. 在医疗机构中加强艾滋病宣传教育 转变医务人员对艾滋病的态度

发生歧视、羞辱最严重的场所,就是医疗机构。因为只有医疗场所工作人员,才有可能获知病人感染艾滋的信息。而今天,这样的事实又一次摆在了我们眼前。以救死扶伤为己任的专业医疗机构,人们心目中的“白衣天使”,怎么会出现歧视艾滋病患者、甚至见死不救的恶劣行为呢? 导致这些医院拒收、歧视艾滋病人的最主要原因不会是政策缺失,更不会是专业不够。专业医疗机构自然很清楚艾滋病真正的传染病途径和防范方法,但就是在知道的情况下,还是在有意或无意中伤害了 HIV 感染者和艾滋病病人,如此当然会引起全民公愤。医疗专业的权威机构或人士，理应帮助宣传艾滋病防治和传播途径等知识，大力推进普遍性防护原则和实施职业暴露后的预防性治疗，减少医务人员职业暴露的风险，为医疗机构避免医源性感染提供保障性机制，达到消除医务人员为 HIV 感染者和艾滋病病人提供医疗服务的后顾之忧。使 HIV 感染者和艾滋病病人的隐私和权利得到保护，充分享受医疗服务。从而减少社会上对艾滋病人的更大范围、更大程度的恐惧和歧视。有艾滋病人说过，歧视比死亡更让他们感到恐惧。国务院出台的《艾滋病防治条例》里明确规定："医疗机构不得因就诊的病人是艾滋病病毒感染者或艾滋病病人，推诿或拒绝对其其他疾病进行治疗"。前有医生的天职在，后有国家的政策在，但还是有数不胜数的医院和部分医务人员以一种很专业的身份做着很不专业的事情。

艾滋病患者本身就处于一种极度恐惧、失落、孤独甚至绝望的状态，在出现并发症后想去医院问诊却都被剥夺权力，真的是不应该。医院是救死扶伤的地方，医生每天都在从事挽救生命的天职，面对艾滋病人痛苦的神情和期望被救助的眼神，怎么能忍心拒绝哪？不要在心里拒艾滋患者于千里之外。他们是需要我们帮助的人，是我们的朋友，艾滋病才是我们共同的敌人。

世界上至今尚未研制出根治艾滋病的特效药物,也没有可用于预防的有效疫苗。目前,这种病是一种病死率极高的传染病。面对这样的现状，艾滋病人的处境和心态早已降到冰点以下，他们无助、绝望地看着这个世界。在他们最需要帮助和关怀的时候，我们不能把他们推开，我们不能用冷漠和自私去对待他们。专业医疗机构理应带头尊重和保护艾滋病人，给社会大众树立一个表率，用爱心、勇气和专业打破被妖魔化的艾滋病恐惧，不要让艾滋病人在面对死亡的时候还要面对歧视，让我们齐心协力共同关爱身边的艾滋病人，因为爱他们就是爱我们自己。

第十四章　艾滋病防治中的伦理问题

　　伦理学是研究人与人及人与社会之间各种行为、关系及伦理规范的一门科学，而且艾滋病与伦理学则主要是研究在艾滋病的预防、治疗及控制的过程中，所牵涉的各种正常伦理关系及医务人员应遵循的基本的伦理学原则。它涉及的核心是病人(感染者)与医务人员及病人与社会之间的一种权利、义务和责任关系。随着其研究的深入、有效的社会舆论，法律和保障体系的健全及社会全体成员素质的提高，艾滋病的预防及控制定会收到更好的效果。

第一节　　伦理学基本原则及其应用

　　伦理学的基本原则是指一些一般性指导原则，这些原则被作为伦理学规定和评估人类行为的基本理由。国际公认"自主、不伤害、行善与正义"是最核心的内容。

　　医学伦理学基本原则是指医学道德的最一般的道德原则，是构建医学道德规范的最根本、最一般的道德根据，贯穿在医学道德体系的始终。其核心内容为"尊重自主、切勿伤害、医疗行善、公平正义"。

　　公共卫生伦理学是人类有关促进人群健康、预防疾病和伤害的行动规范，这些规范体现在一些原则之中，对我们促进人群健康、预防疾病和伤害的行动起指导作用。我们可以将公共卫生伦理学与医学伦理学加以比较，就可以看出，医学伦理学往往强调病人个人利益，尤其是知情同意、自主选择、隐私等的重要性，然而并不强调伙伴关系、公民的权利和义务、社区等重要的价值。作为社会的一个成员，我们有义务保护和维护社区的健康与安全不受威胁。因此，公共卫生伦理学与医学伦理学在许多方面是不同的，例如公共卫生以人群为基础的视角与医学以病人为中心的视角有不同，公共卫生伦理学也不仅仅是人群中每一个个人利益的集合，在公共卫生中必须赋予公共利益以重要的伦理地位，在一定条件下个人利益应该服从于人群的集体利益。

1. 基本原则

（1）尊重原则

指医务人员要尊重病人及其做出的理性决定。医务人员尊重病人的自主性绝不意味着放弃自己的责任，必须处理好病人自主与医生之间的关系。尊重病人包括尊重病人的人格和尊严，尊重病人的生命和生命价值，尊重病人的权利及帮助、劝导、甚至限制患者进行选择。医生要帮助患者选择诊治方案，必须向患者提供正确，易于理解，适量，有利于增强病人信心的信息。当患者充分了解和理解了自己病情的信息后，患者的选择和医生的建议往往是一致的。当患者的自主选择有可能危及其生命时，医生应积极劝导患者做出最佳选择。当患者（或家属）的自主选择与他人或社会的利益发生冲突时，医生既要履行对他人、社会的责任，也要使患者的损失降低到最低限度。对于缺乏或丧失选择能力的患者，如婴幼儿和儿童患者、严重精神病和严重智力低下等患者，其自主选择权由家属或监护人代理。

（2）不伤害原则

在生物学和卫生工作中，伤害主要指身体上的、精神上的、社会上的、经济上的伤害或损失，身体上的伤害包括疼痛、痛苦、残疾、死亡等。不伤害原则禁止有意伤害病人或目标人群，它包括疏忽、违反技术操作等造成的伤害。不伤害原则要求在诊治过程中不使病人的身心受到损伤，这是医务工作者应遵循的基本原则。一般地说，凡是医疗上必需的，属于医疗的适应证，所实施的诊治手段是符合不伤害原则的。相反，如果诊治手段对病人是无益的、不必要的或者禁忌的，而有意或无意的强迫实施，使病人受到伤害，就违背了不伤害原则。

不伤害原则不是绝对的，因为很多检查和治疗，即使符合适应证，也会给病人带来生理上或心理上的伤害。如肿瘤的化疗，虽能抑制肿瘤，但对造血和免疫系统会产生不良影响。临床上的许多诊断治疗具有双重效应。如果一个行动的有害效应并不是直接的、有意的效应，而是间接的、可预见的。如当妊娠危及胎儿母亲的生命时，可进行人工流产或引产，这种挽救母亲的生命是直接的、有益的效应，而胎儿死亡是间接的、可预见的效应。

临床上可能对病人造成伤害的情况有：医务人员的知识和技能低下；对病人的呼叫或提问置之不理；歧视、侮辱、谩骂病人或家属；强迫病人接受某项检查或治疗措施；施行不必要的检查或治疗；医务人员的行为疏忽、粗枝大叶；不适当地限制约束病人的自由；威胁或打骂病人；拒绝对某些病人提供医疗照护活动，如艾滋病病人等；拖拉或拒绝对急诊病人的抢救等。对此，医务人员负有道德责任，应该避免发生。

不伤害原则与其他原则冲突的情况。第一，不伤害原则与有利原则的冲突。如一足部有严重溃疡的糖尿病病人，经治疗病情未减轻，有发生败血症的危险，此时为保住病人的生命而需对病人截肢。表面上看，这样做对病人将造成很大的伤害，但是为了保全病人的生命，这样做是符合有利原则的，因为："两害相权"要取其轻。第二，不伤害原则与公正原则的冲突。如在稀有卫生资源的使用上，一个病房有四个肾衰病人同时需要肾移植，但因肾源有限，不可能使每个需要的人都能如愿以偿，只能按公正原则进行病人选择，未得到肾的病人在身心上将受到伤害，这是不伤害原则和有利原则同时与公正原则相冲突的情况。第三，不伤害原则与尊重原则的冲突。这多表现为医务人员为尊重患者的自主性而无法选择使病人不受到伤害的医疗行为。

（3）受益原则

受益原则是指医务人员的诊治行为以保护病人的利益、促进病人健康、增进其幸福为目的。

受益原则要求医务人员的行为对病人确有助益，必须符合以下条件：病人的确患有疾病；医务人员的行动与解除病人的疾苦有关；医务人员的行动可能解除病人的疾苦；病人受益不会给别人带来太大的损害。此原则要求所采取的行动进行风险和受益分析，唯有受益大于风险的行动才是伦理学上可接受的，同时，要努力使风险最小化，受益最大化。

受益原则与其他原则的冲突。第一，受益原则与不伤害原则的冲突。医务人员的行为，往往不单纯给病人带来益处且常常伴有副作用，此时受益原则要求医务人员权衡利害，使医疗行为能够得到最大可能的益处，而带来最小可能的危害。在人体实验中，受试者可能并不得益，而且很可能受到伤害，然而这种实验对其他大量的病人、对社会、乃至下一代有好处，即有利于社会大多数人。第二，受益原则与自主原则的冲突。当医务人员合乎科学的选择与病人的自主决定不一致，一般多以病人有其特殊原因（如经济原因或情感方面的原因等）引起，如某孕妇若继续妊娠将对健康很不利，但孕妇出于某种原因抱一线希望要把孩子生下来，这就使医生基于有利原则劝孕妇终止妊娠的决定与孕妇的自主决定产生矛盾。第三，受益原则与公正原则的冲突。这可见于上述不伤害原则与公正原则的冲突的论述，而且用在这里更恰当。

（4）公正原则

医疗公正系指社会上的每一个人都具有平等合理享受卫生资

源或享有公平分配的权利，享有参与卫生资源的分配和使用的权利。在医疗实践中，公正不仅指形式上的公正，更强调公正的内容。如在稀有卫生资源分配上，必须以每个人的实际需要、能力和对社会的贡献为依据。不能因个人好恶或道德评判标准影响公正性，例如，不能因为甲是通过吸毒而感染艾滋病，乙是因母婴传播而受害的儿童，就对他们给予不同的态度或不同的资源分配。

公共卫生的目标是一个健康的社区或社会，为了这个社会目标。必须服务于群体的利益，尤其是要关怀无权的、脆弱的弱势群体的利益。公共卫生机构及工作人员要使公众、决策者和立法者认识到增进群体健康、减少不平等和维护社会公正非常重要，并且它们相互联系。公共卫生伦理学的这一方面带有"维权"性质。

2. 伦理学的应用原则

伴随着社会现代化的进程和科学技术的突飞猛进，人类社会分工越来越细，人类在实践中面临越来越多的新问题，诸如经济社会发展中的环境保护与生态平衡；社会公共生活中的制度设计及其公正；社会财富分配中的公平与效率；生命过程中的堕胎与生命权；基因与个人隐私、人格尊严和生命保障；微电子技术和信息工程技术普遍应用所引发的虚拟世界中的虚拟交往关系，等等。这些问题是迫切需要人们解决的现实问题，同时又在现有的伦理学中无法直接找到解决方案的问题。生活迫使人们直面现实，回应生活实践本身所提出的严峻课题。伦理学是人类行动的社会规范，科学和医学告诉我们能干什么，伦理学则告诉我们该干什么。伦理学根据人类的经验确定一些规范或标准来判断某一行动是否应该做的，应该如何做。因此，伦理学是人类行动的社会规范。人类行动有三个要素：行动者、行动、行动后果。即某个行动者从事某个行动，产生某种后果。

医学伦理学应用原则实际上是医学伦理学的规则，包括知情同意、医疗最优化、医疗保密和生命价值原则等。

知情同意原则　知情同意又称知情许诺或承诺，临床上指在病人和医生之间，当对病人做出诊断或者推荐一种治疗方案时，要求医务人员必须向病人提供包括诊断结论、治疗方案、检查内容方法、病情预后以及治疗费用等方面真实、准确充分的信息，尤其是诊断方案的性质、作用、依据、损害、风险以及不可预见的意外等情况，使病人或其家属经过深思熟虑自主作出选择，并以相应的方式表达其接受或拒绝此种治疗方案的意愿和承诺，并在患者方明确承诺后才可最终确定和实施拟定的治疗方案。

第二节　公共卫生伦理学原则的应用

在艾滋病病毒流行初期，许多人断言，隐私和自由的权利与公共卫生不矛盾。理由是，对权利的限制不可避免地对追求公共卫生目标产生反作用。正是在这种思想指导下，人们强调健康与人权之间的联系。人权的视角强调，人们对疾病，尤其是传染病的脆弱性，植根于贫困和社会不公正。结核病是个典型例子。在许多国家，结核病发生率下降的基本原因是人们生活的社会条件改变了。实际上，现在结核病患者主要是穷人。如果健康在很大程度上依赖于社会条件，公共卫生干预起什么作用？公共卫生干预在保护公共卫生中起关键作用。但在进行公共卫生干预时决策者不可避免地必须面对如何权衡个人的权利和利益与公共利益的问题。这个问题具有持久的性质，清楚说明这一点的是，最近讨论反对生物恐怖主义威胁在多大程度上证明在公共卫生突发事件中采取公共卫生措施，如实名报告、强制免疫接种和检疫是正当的。判定这些措施是否有理由，不仅是个技术问题，因为它充满着价值的考虑，要权衡风险和受益、不确定性、权利等等。因此，在我们遇到是否应该采取特定的公共卫生措施时，伦理学的探讨和分析可有助于我们在公共卫生实践方面做得更好。

公共卫生伦理学是人类有关促进人群健康、预防疾病和伤害的行动规范，这些规范体现在一些原则之中，对我们促进人群健康、预防疾病和伤害的行动起指导作用。我们可以将公共卫生伦理学与医学伦理学加以比较，就可以看出，医学伦理学往往强调病人个人利益，尤其是知情同意、自主选择、隐私等的重要性，然而并不强调伙伴关系、公民的权利和义务、社区等重要的价值。作为社会的一个成员，我们有义务保护和维护社区的健康与安全不受威胁。因此，公共卫生伦理学与医学伦理学在许多方面是不同的，例如公共卫生以人群为基础的视角与医学以病人为中心的视角有不同，公共卫生伦理学也不仅仅是人群中每一个个人利益的集合，在公共卫生中必须赋予公共利益以重要的伦理地位，在一定条件下个人利益应该服从于人群的集体利益。具体要求我们要有：

1. 培养专业精神

这一方面是为了培养公共卫生的机构和人员为公众福利服务的责任心，获得公众的信任。要在公共卫生领域的工作人员和学生中，培养、发扬从公共卫生独特的历史与传统中提炼出来的专业精神和专业文化。目前某些公共卫生学会制定了《公共卫生法典》，就是为了这个目的。公共卫生伦理学的这一方面是角色导向的，要树立工作做得好的单位和人员作为样板。

2. 澄清有助于制定和实施公共卫生政策与措施的价值基础

在制定政策、做出决策时，关键是要明确所要达到的目的。例如进行卫生改革，首先应该明确改革要达到什么目的，确立衡量改革成败的基准。为此就要运用伦理学理论和方法，尤其是要运用对各种可能的政策选项进行分析、推理和论证的方法。公共卫生伦理学这一方面是案例导向的，要具体情况具体分析，找出伦理上合适的解决办法。

3. 促进人群健康和社会公正

公共卫生的目标是构建一个健康的社区或社会，为了这个社会目标，必须服务于人群的利益，尤其是无权的、脆弱的人群的利益。公共卫生机构和工作人员要使公众、决策者和立法者认识到，健康的人群、减少不平等和维护社会公正非常重要，并且它们相互有联系。公共卫生伦理学的这一方面带有"维权"性质。

对艾滋病感染的某些自愿性和强制性、选择性筛查可得到辩护，而另一些不能。对捐赠的血液、器官、精液和卵子进行强制性筛查容易得到辩护，在某些情况下对个人的筛查也可得到辩护，如他们容易使别人接触到体液，这样有可能保护自己。对孕妇是否应该或在什么条件下筛查艾滋病感染是个有争议的问题。即使在对艾滋病有效治疗和确定的药物齐多夫定（AZT，抗逆转录病毒药物）可有效减少垂直传播率以前，就有人主张对孕妇进行筛查，尤其是来自有高危行为人群中的孕妇，但这种主张被否定了，理由是这种政策违反了自主性、隐私和公正原则。实际上，这种政策不能满足上述任何一条辩护条件。然而，一旦确定AZT能够阻断母婴的艾滋病病毒传播，那么争论的焦点不在于是否要对孕妇进行艾滋病感染筛查，而是转向于应该对孕妇进行什么样的筛查。争论的双方也变成：一方强调公共卫生的利益，这样做具有有效性，因而主张对来自有高危行为人群的孕妇进行选择性的、强制性的筛查；另一方则强调自由、隐私和公正等原则，主张自愿性的、普遍性的筛查。在许多情况下，最可辩护的筛查和检测的公共卫生政策是与社区沟通，向社区说明，而不是强加于社区。反之，与社区沟通、向社区说明情况，是与相关个人表示团结，保护他们的利益，获得他们的信任。与社区沟通、向社区说明，就要向社区提供支持，告知有关信息，保护隐私和保密，鼓励他们做出自己的选择。这样做就使检测由于公众的信任成为个人合理的选择，而不是强迫他们去接受检测。对于某些疾病，要求人们由于公共卫生的理由而接受筛查会引起耻辱和歧视、破坏隐私和保密，这样使个人处于失去工作、失去保险的极大风险之中。所以，按照上述五个条件判断，与社区沟通、向社区说明，是比强加于社区更为适宜的政策。

在公共卫生工作中，我们经常会遇到要权衡个人人身和经济利益与集体利益的关系问题。个人的人身利益包括自主性、隐私、自由等，个人的经济利益包括合同、财产等。集体利益指的是健康安全和保障。当然，个人的自由与集体安全是可以相互支持的。赋予人们自由，他们更可能来维护他们的健康和安全。例如。如果人们不担心丧失隐私或自由，他们就更可能来主动要求检测，寻求医疗和公共卫生服务。强制性措施往往"将疾病驱入地下"。

当干预会影响个人利益时，如何判定是否应该进行干预以保护公众的健康和安全？没有确定无疑的办法知道何时干预是必要和适宜时，但有一些因素需要加以考虑：

4. 怎样权衡集体利益与个人利益

（1）证明风险。不进行干预会有什么样的风险，多大的风险？首先，风险的性质如何？风险可来源于物理的、化学的、有机的、环境的和行为的因素。其次，风险的持续时间有多长？风险可以是即将来临的或比较远的，急性的或慢性的。第三，风险实际发生的概率如何？风险可以是高度可能的，也可能是遥不可及的。最后，如果风险来临，伤害的严重性如何？伤害可以是灾难性的，也可以是轻微的。它们可影响个人或人群，影响目前世代或未来世代。

（2）证明干预的有效性。干预应该是有合理的可能以减少风险。公共卫生主要是预防，因此衡量其是否成功，是看干预是否有可能预防疾病或伤害，即公共卫生干预是否能有效减少风险。

(3) 评估经济成本。干预不仅应该能够减少风险，而且应该成本合理。所以决策者应该了解成本是多少，并应该选取最不昂贵和最有效的措施。理由是政府的资源有限。在一项干预上花费太多的钱，就没有资源分配给可能更有效的干预措施。选取成本效益高的措施并不意味着我们要在采取干预措施前等待过硬的科学证据的出现。有人主张采取"防范性原则"，这是说公共卫生机构可采取行动防止未来的伤害，即使缺乏定论性证据证明伤害是实在的或干预是有效的。

(4) 评估对人权的影响。有时即使成本效益高的政策也不应该采取，如果它们对人权的影响太大。所以，决策者应该考虑干预措施对人权影响的频率和范围以及持续时间。人权并不总是压倒公共卫生，但肯定需要对人权加以衡量。

(5) 评估干预的公平性。政策的制定和实施应该公正。例如受益和负担应该公平分配，这往往集中于需要和风险方面。受益或公共卫生服务往往应该根据需要分配，即最需要者有权受益和获得服务。另一方面，管理方面的负担应该按风险责任人来分配，即给公众和环境造成最大风险的人应该承担管理的费用和负担。当然还有评价公正分配受益和负担的其他方法，但需要和风险是两个比较合适的标准。

(6) 是否透明　当公共卫生人员相信他们的决策、做法和行动为反映某一原则，他们有责任向有关各方面说明理由。要求平等对待公民，尊重公民。透明是建立、维持公共信任和树立责任心所不可缺少的。

第三节　　艾滋病的常见伦理问题

医务人员拒绝为 HIV 感染者和艾滋病病人提供医疗服务，是他们时常遇到的问题。在艾滋病的防治工作中，避免这些现象的发生以及兼顾保护公众健康和注意维护个人权利，是常见的伦理问题。它常常表现为偏见、排斥、恐惧、歧视等。

1. 歧视是防治艾滋病的最大障碍

回顾我国艾滋病防治走过的历程，生殖道感染，性病和艾滋病三者在病原学、传播途径和影响因素等方面密切联系，但它们都与性有关，与社会耻辱和歧视有关。正因如此，人们面对这些疾病和感染时，多选择了沉默，这严重阻碍了人们获得必要信息和服务，使这类本可预防和治疗的疾病得以迅速流行蔓延，虽然这些年艾滋病防治工作取得进展，但是偏见和歧视仍是目前艾滋病防治中最大的障碍之一。传统的道德观念对性工作者，同性恋，吸毒者和感染者的严重排斥和谴责，在他们和主流社会之间竖起了一道道屏障，导致他们处于社会边缘，无法获得艾滋病预防的知识和技能，因为歧视，艾滋病病毒感染者隐瞒病情，害怕别人知道自己患艾滋病后在社会上无法立足；不敢改变危险性行为，病毒继续传播和蔓延，成为隐匿于健康人群中的危险因素；歧视使 HIV 感染者和艾滋病病人感到有罪和惭愧，使他们意志消沉、绝望、自暴自弃；因为歧视，许多有高危行为的人拒绝接受艾滋病检测，不仅加大了自己感染艾滋病的危险，而且危及接触到的人员；因为歧视，许多艾滋病病毒感染者和病人得不到应有的帮助和治疗，生活困难，而一旦失去生活来源，他们极易从事传播艾滋病病毒的职业，部分感染者还可能因此产生报复心态。进行报复他人、报复社会的违法犯罪活动。

歧视的基础是认为一旦感染 HIV，其社会、伦理和法律地位就"低人一等"，就不能享有常人拥有的伦理和法律权利。歧视蕴含着"人类不平等"的思想，并且已经严重妨碍我们的艾滋病预防和控制工作。

有人认为，艾滋病是上帝对不道德和有不良行为的人的一种惩罚，艾滋病是对性乱的报应。这种说法复活了一种古老的疾病观念，即认为得病是因为冒犯神灵或犯禁行为的惩罚和报应。这样，病人的伦理单位就低于健康人，也没用任何伦理权利，别人也就对他们没用任何道德义务。

现代医学的疾病观念是一种生物学过程，是致病因子与人类机体相互作用的过程和结果。因此，患病这一事实本身与道德问题不相干。有许多人得了艾滋病或感染了 HIV。并非他们就有不良行为。在一些国家或地区，由于卫生行政部门的失误，安全用血没有保障，使数千人感染了 HIV。那么为什么不去惩罚那些负有不可推脱的责任的卫生行政官员，而去惩罚那些输了含有 HIV 血液的无辜者哪？这岂不是太不公平了吗？更不要说那些呱呱坠地的婴儿，他们不幸从母亲那里感染了 HIV，为何还要受到惩罚哪？而生他们的母亲，有可能是因为通过性传播从她们的丈夫那里感染了 HIV，她们又何罪之有呢？还有许多有不良行为的人没有感染艾滋病，他们只要采取相应的措施，可以避免感染 HIV。

歧视会导致感染者或病人不能获得必要的预防艾滋病的教育，或者他们因怨恨而在预防艾滋病工作中采取不合作态度。这样就会使我们的艾滋病防治工作规划事倍功半，甚至半途而废。

歧视不仅无益于防艾，而且已成为艾滋病病毒传播的一大帮凶。要有效预防艾滋病病毒传播，必须努力消除对艾滋病病毒感染者的歧视。近年来，我国领导人胡锦涛、温家宝已多次看望艾滋病病毒感染者，与他们握手、共同进餐，为全社会消除歧视作出了表率，呼吁全社会达成共识：艾滋病可防可治。

抵御艾滋病病毒的侵袭，要用好知识这一有力武器。同时，全社会要提供人文关怀，用关爱驱散艾滋病病毒感染者心头的阴霾，让他们感受到社会大家庭的温暖，与全社会一道抗击病魔，维护人类健康。也正是由于偏见和歧视，我国所采取的艾滋病控制策略常把打击作为一种必要的手段。事实上，在客观现实的背景下，严厉打击的后果并不可能使卖淫市场萎缩，反而使性工作者转移工作地点或转入地下，事实证明，正是性工作者的流动和隐蔽，大大增加了性病艾滋病的蔓延和不可控制性。

我国艾滋病的防治已经从沉默走出，但对防治艾滋病的承诺，不仅是公共卫生体系的承诺，更重要的是全民的承诺，艾滋病既是一个医学问题，又是一个社会问题。艾滋病的防治是一条非常漫长的道路。

2. 医疗机构或医务人员拒绝收治病人或感染者现象依然存在

"无论在大城市、小城市，也不管是在三甲医院、部队医院、区县医院还是民营医院里，对于艾滋病感染者的'就医歧视'无处不在，不要说有一定难度的手术了，就连一个最普通不过的阑尾炎、痔疮、外伤清创缝合、骨折复位这样的小手术都不给做。"虽然我国的法律法规和医疗服务对艾滋病感染者就医权有着明确规定，但现实中，艾滋病感染者就医依然十分困难。医护人员拒绝为感染者提供服务的情况非常普遍。我国某一城市在医务人员中调查结果显示，高达83.4%的受访者认为艾滋病感染者只能在传染病医院就医，只有35.6%的人愿意为感染者进行手术外伤包扎。除医护人员"拒绝治疗"外，还存在对艾滋病感染者的"差别对待"。主要体现在延期治疗、服务质量较低、收费较高，同时，还包括对感染者态度、语言上的差别对待。艾滋病感染者"就医歧视"是一个由来已久的难题主要表现在拒绝收治感染者、拒绝为感染者使用某些仪器设备、不考虑感染者健康状况强行转诊或隔离感染者看似简单的就医难、手术难问题，解决起来却异常艰难。有医生认为，这是在更好地保护其他病人，收治艾滋病感染者会对同在医院看病、就医、住院的其他患者产生不良影响；有医生表示，综合医院不具备隔离、手术器械等传染病收治条件。此外，不少医护人员还直言不讳地说，收治艾滋病感染者将影响医院的"客源"，而且对感染者实施手术，许多医疗器械将无法使用，增加了医院成本。接受治疗是所有人的权利，拒绝推诿或提供低质量的医疗服务都不应被容忍，艾滋病恐惧在医生中弥漫。一项 2005 年的调查显示，91.9%的护士担心护理艾滋病感染者会使自己感染艾滋病；64%的医生相信他们有权利决定是否为艾滋病感染者实施治疗；50%的医生和护士表示，拒绝照顾艾滋病感染者并不是不道德的。"本该拥有更多艾滋病知识的医护人员，却对艾滋病感染者有着莫名恐惧，主要原因是他们担心职业暴露以及对艾滋病相关知识的匮乏。"由于目前我国还没有建立对因职业暴露而感染艾滋病病毒的医务人员进行赔偿、补偿或补救的法律规定，医院内部对职业暴露保护、培训不到位，未形成健全的职业暴露监督报告体系等，造成我国医护人员职业暴露率较高。"传染病医院不具备综合医院的学科体系和救治能力，而很多综合医院管理者不清楚在艾滋病治疗中的义务，错误地认为所有艾滋病感染者应全部送入传染病定点医院。"《艾滋病防治条例》(中华人民共和国国务院第 457 号令)第一章第三条：任何单位和个人不得歧视艾滋病病毒感染者、艾滋病病人及其家属。艾滋病病毒感染者、艾滋病病人及其家属享有的婚姻、就业、就医、入学等合法权益受法律保护。这是明确规定的 HIV 感染者和艾滋病病人的权利。权利和义务是向关联的，病人有保护隐私、保密的权利，医务人员则有保护病人隐私、秘密的义务。但由于种种义务之间会发生冲突，医务人员有时会面对二则一的道德困境，难以兼顾保护公众健康和保障个人的权利。

为了加强与高危人群在艾滋病预防控制工作中的合作，在实际社会工作生活中，我们应采取更加宽容的态度，求大同存小异。如果他们的行为对社会不产生危害，应当允许与你道德价值观念不同的人存在，允许别人做，你不去做的事。面对艾滋病的流行与蔓延，我们需要形成更为宽松的社会环境，这样才能取得高危人群的真诚合作。

3. 艾滋病咨询检测、监测中的伦理问题

艾滋病自愿咨询检测（VCT）是指需要进行 HIV 检测的人们，经过咨询，在充分知情同意和保密的情况下，对是否作 HIV 检测自愿做出选择的过程。一般包括检测前咨询、抗体检测、检测后咨询、支持性咨询以及相关的治疗、关怀等服务。这个过程有个非常重要的原则，即知情同意。就是说，咨询员首先给前来寻求咨询的人提供足够的准确的信息，并且对对方的行为进行风险评估和行为改变教育，同时预先假设对方是不接受检测的，然后只有当对方明确同意接受检测才可以进行检测。

尽管 VCT 工作在全球已经积累了丰富的经验，但 HIV 检测覆盖面明显不足。据估计，在 VCT 工作开展得比较好的欧美国家，普遍还有 20～35% 的感染者从未进行过检测，而中低收入国家和地区的感染者未检测比例更是高达 80% 左右；各国经验也表明，VCT 场所的咨询员并不能总是很好地完成对求询者（尤其是男性求询者）的高危行为风险评估，再加上态度、技巧和缺乏支持性环境等种种原因，导致很多感染者在接受咨询后并没有选择去检测；或者在咨询检测后 也不能拿回自己的检测报告单；这样造成检测结果无法反馈；无法上报。大量的研究也表明，即便在接受咨询后表示要进行检测人数也和真正接受过检测的人数相差甚远。相当多的人在咨询过后又轻易改变了想法；发生了高危行为的人群主动寻求 VCT 服务的人数仍然很低。造成这种现象的根本性原因在于：

（1）大众宣传落后于疫情的蔓延，导致普通大众对于艾滋病相关知识的知晓率仍然比较低。绝大多数人仍然认为艾滋病离自己很远，都是别人的事儿，跟自己无关，甚至"今生与艾无缘"。知识的缺乏导致大部分人完全没有检测的意识，更不会去主动寻求咨询。每年艾滋病日前后媒体的大规模集中报道对于提高普通人群检测率的作用也非常有限，但是却推动了一批恐艾的人士前赴后继地反复检测。

（2）有限的大众宣传也着重在预防，对于治疗的宣传远远不够。在各种宣传活动和宣传资料上，我们经常可以看到关于HIV传播途径以及如何预防的信息，但是关于抗病毒药物的进展、治疗的效果、积极的例证以及未来的前景等方面的内容几乎看不到。这是非常可惜的"缺失的一环"。绝大多数民众在获得了有限的预防知识之后，无从了解治疗的情况，很多人仍然以为艾滋病是根本无法治疗的，染上之后很快就必死无疑。对死亡的恐惧带来的巨大心理压力让很多有过高危行为的人也不敢去寻求VCT服务，也就丧失了面对面地从咨询员那里获得正确治疗知识的机会。是因为艾滋病的治疗知识专业性太强，不适合大众媒体吗？不是，这些年来包括政府部门和非政府组织在内的很多机构都制作了不少通俗易懂、喜闻乐见又全面翔实的治疗手册，但是大众的可及性太低，远没有实现全民普及的程度。应该说，我国政府出台的"四免一关怀"政策的的确确挽救了很多患者的生命，同时也有力地推动了VCT工作的进展。在2003年以前，当我们在基层进行外展工作的时候，最大的挑战之一就是如何劝说有明显高危行为的人（如静脉注射吸毒人员）去进行HIV检测。他/她们经常反问的一句话就是：要是我真染上了，你能给我治吗？得花多少钱啊？当对方得知国家不提供免费的药物，而自费的费用又难以承受的时候，很自然地就对检测采取了回避态度：反正检测出来也是死，我不检测还落得心理清净呢。在"四免一关怀"政策逐步落实，越来越多的病人在死亡线上被抢救回来并逐渐恢复健康以后，人们慢慢接受了咨询和检测，因为大家又看到了生存的希望。问题是，这些积极的信息过于局限在"小众"的圈子里，一直以来的局面都是"圈里人"多多少少都知道抗病毒治疗是怎么回事，但是稍微离这个圈子远一点的普通民众就完全无知，而最能影响老百姓的大众传媒在这个环节上几乎没什么作为。

（3）严重的社会歧视让更多的人选择了排斥检测。有太多的例子可以说明这个问题了。歧视是多方面的，来自于家人、朋友、校长、老师、邻居、乡村干部、同事、老板，甚至部分医务人员和VCT咨询员。人们对检测结果为阳性之后可能发生的事情非常忧虑：担心被家庭遗弃、担心被朋友和邻居排斥、担心被赶出校门、担心丢掉饭碗、担心被医院请出病房失去其他的治疗机会。而偶尔出现的来自医疗机构咨询员的歧视更是当头一棒，会让求询者当场拒绝接受检测。与歧视紧密相连的是在明文的保护隐私制度之下时有发生的"泄密"现象，于是一个本应只有几个人知道的隐私，一夜之间变成了"地球人都知道"的新闻，随之而来的是更大范围的更严重的歧视。应该说，"反歧视"是个世界性的难题，我国政府和很多非政府组织也一直在为之进行着不懈的努力。然而遗憾的是，在我们取得一个一个阶段性成果的同时，针对艾滋病人的污名化和歧视却始终挥之不去，甚至在某些地区和某些人群当中愈演愈烈。歧视所造成的严重后果，是所有导致感染者未检测率居高不下的因素中危害最大的。同时，它也造成了大部分检测过的病人我们根本回访不到。

2006年9月，美国疾控中心发布了"在医疗卫生机构中对成人、青少年、孕妇进行艾滋病检测的建议"，所有医疗保健场所均提供筛查服务，这些场所包括：急诊室、住院部、初级保健机构、药物滥用治疗中心、公共卫生门诊、矫正保健门诊、计划生育门诊、结核门诊、性病门诊、社区门诊等。但不适用于社区活动中心或外展项目。美国原有指南的建议是对高危人群以及高流行地区所有就诊的病人进行检测。新指南则建议为使HIV筛查作为常规医疗保健的一部分，推荐对所有13至64岁前来就诊的病人进行初筛检测。只有在检出率低于1/1000的地区，才可以不再进行筛查。同时，对已知有危险的人至少每年重复一次HIV筛查。新指南要求要让病人明确知道HIV检测是常规医疗保健的一部分，但是病人可以拒绝。在作出拒绝决定之前，病人应该获得 HIV 基本知识以及阴性和阳性结果的意义，同时有机会提问。很多美国的医务人员表示他们没有足够的时间去进行风险评估，而填写单独的、书面的知情同意书和检测前咨询等过程成了 HIV 检测很大的障碍，尤其是在急诊室和其他忙碌的医疗保健场所。因此新指南简化了检测过程，不再要求检测前风险评估和填写单独的、书面的知情同意书，而是整合到对常规医疗保健通用的知情同意书当中去。同时规定必须为检测出阳性的感染者提供检测后咨询，并将他 / 她们转介到其他医疗保健服务当中去。原有指南建议只对妊娠后三个月的、有高危行为的妇女进行重复的 HIV 检测。新的指南则要求对 HIV 高流行地区所有的育龄妇女提供 HIV 检测，或者在每 1000 例孕妇中至少筛查出 1 例的医疗机构也要给所有就诊的育龄妇女提供 HIV 检测。同时，如果分娩时孕妇的 HIV 感染状况不明的，要进行 HIV 快速检测。随着建议的出台，艾滋病筛查成为常规检测治疗的一部分，更多的人将会及早诊断出 HIV 感染，并及早接受艾滋病有效的治疗，从而改善他们的健康状况和延长生命。这种常规检测可保护自己不知情的感染者的性伴，每年可减少 30% 的性传播感染。

　　2007 年 5 月，世界卫生组织 / 联合国艾滋病规划署联合发布由医疗机构的医务人员启动的 HIV 检测和咨询指南指出，许多国家对 HIV 感染情况不清楚，意味着大量人员不能及时接受 HIV 治疗、关怀和支持，无法采取有效措施来防止感染他人，因为他们不知道自己被感染了。需要作出努力来扩大自愿咨询检测（PITC）服务。该指南强调，检测和咨询是自愿的，贯彻知情同意、自愿和保密原则，包括有机会拒绝检测。同时要求提供检测前的咨询和检测后的咨询。强调了支持性环境的重要性，包括社会、政策、法律和医疗环境，以及把积极结果最大化，把对病人的潜在危害最小化。例如：社区准备和社会动员：公众信息、暴露的益处、对感染者权利的意识等等；抗病毒治疗和机会性感染治疗的可及性；艾滋病人获得其他医疗服务（如常规手术）的可及性；母婴阻断和人工喂养的可及性；医务人员培训：资金保证、咨询能力技巧、知情同意获得的伦理程序、保密和隐私、防止歧视、行为准则；迅速地扩大检测规模，尽快摸清疫情，并基于真实的疫情状况制定更富有针对性的策略，合理分配有限的资源，提高工作效率；早诊断、早治疗，降低患者的死亡率；有效改变感染者的行为方式，降低传播给他人的几率；及时开展抗机会性感染的治疗，提高患者的生存质量，降低治疗成本；及时开展母婴阻断工作，降低婴儿感染率；降低医院内交叉感染的几率，减少医务人员被感染的几率；将 HIV 检测常规化，有助于将艾滋病去标签化及去特殊化，减少歧视。然而，扩大 HIV 检测也存在着一些伦理问题，例如：缺乏足够多的、经过培训的、在技能和态度等各方面都合格的医生、护士、咨询员和实验室检测人员，尤其在广大的基层这方面的人才更加匮乏。而目前我国大部分感染者和病人都集中在农村和不发达地区，一旦出现大量的感染者和病人，基层医务人员将面临空前的压力；抗病毒治疗和机会性感染的治疗体系还需要进一步健全，包括药品的采购和发放、各种减免政策的落实、免费药物以外的药品及化验费用的负担、二线药物的可及性、依从性治疗教育的准备等等。否则，一旦感染者人数激增，而后续的治疗、关怀和救助等工作跟不上，就会变成为了检测而检测，或者为了收集数据而检测，从而引发新的矛盾。有人曾把这种现象戏称为"只管把人挖出来，然后就晾在一边晒干啦"；医患之间的信息不对称，可能会造成很多时候患者不能完全知情。这种情况在其他检测项目上也并不少见，最终导致患者事实上无法行使"知情拒绝"的权利，而被莫名其妙地实施了检测，成了变相的"强制检测"；当然，更多的结果将是检测为阴性，而患者需要为检测自己买单，成了变相的

"强制消费"；来自医疗机构的歧视，导致就诊的患者检出 HIV 阳性后被拒之门外，反而失去了治疗其他疾病的机会，给患者的生命和健康带来威胁；信息保密制度的不健全，导致患者的隐私外泄，造成患者不得不面对更多的歧视和偏见，导致他们在工作和生活中遭受更多不公正的待遇；如果将 HIV 检测纳入医疗保健场所的常规检测，同时患者必须要自己承担检测费用，最终会加重患者的经济负担，这在根本上违背了扩大咨询检测的初衷。

（4）一部分边缘人群得不到应有的服务，需要社区卫生服务机构的积极参与

我国根据目前艾滋病流行特点和趋势，结合防治工作需求，每年都有不同人群的哨点监测。监测人群分为国家级和省级哨点，人群覆盖了吸毒者、男男性行为者、暗娼、青年学生、孕产妇、流动人群、男性长途汽车司乘人员、性病门诊男性就诊者等。监测内容为一般人口学信息（包括年龄、性别、婚姻、户籍、民族、文化程度等）、血清学信息（包括艾滋病病毒抗体检测、梅毒及丙肝检测情况）、行为学信息（包括性行为、吸毒行为等高危行为信息）、艾滋病防治信息（包括艾滋病防治知识知晓率、接受检测和行为干预服务的情况等）。在青年学生哨点中，有固定的抽样框架，即抽取学校、班级里的学生。然而却忽略了校外的青年学生，校外青少年是处于社会边缘的人群，他们生活水平低下，普遍低层次就业，缺少社会网络的支持和社会资源，因被社会严重边缘化而形成并依赖自己较封闭的小圈子。相比校内青少年，校外青少年在生理、经济、社会、文化、家庭、心理、生理上，具有更加多重的脆弱性。他们的世界观、价值观、道德观正处于成熟阶段，因此存在着对性病艾滋病知识认识不足，性知识缺乏、性观念、性行为开放等问题。出于对性的好奇和满足对性的需求，看黄色书籍或杂志、浏览色情网站、看黄色影视。往往容易发生早恋、婚前性行为、网恋及一夜情等危险行

为。2010年甘肃省白银市校外青少年安全性行为影响因素调查结果显示：53.48%的青少年发生过性行为，其中商业性行为发生率为37.04%，无论是性行为发生率还是商业性行为均高于国内对各类在校学生性行为的研究结果。然而，许多校外青少年对此一无所知。教育是对抗艾滋病最好的疫苗，但是，校外青少年恰恰不在教育的保护之中。与校内青少年相比，校外青少年缺少知识、信息、技能、服务和社会支持，而我们对校外青少年的研究严重不足，因而也未能发展出相应的政策对校外青少年进行有针对性的支持，以减少他们的脆弱性，有足够的能力和社会支持与艾滋病对抗。校外青少年要么因年龄小不能工作但又没有在学校接受教育，要么从事着不稳定的没有保障的工作，他们中大部分人都认为自己最缺乏的是性病、艾滋病、性行为、婚前性行为、避孕等方面的知识，但这些知识却很难从父母那里获得，因为他们的父母没有能力支持他们的教育和职业晋升。他们过早地离开系统的学校教育，文化水平较低。防病意识差。缺乏必要的性病艾滋病预防知识。并且一般来说，他们的社会地位较低，经济水平较差，周围环境复杂，缺乏有益的娱乐活动。目前由于我国青少年性成熟年龄普遍提前，性健康知识普遍缺乏，性行为呈低龄化，无保护性行为增多，药物滥用开始蔓延。种种这些危险行为的增多，使我国校外青少年面临艾滋病的威胁。

积极发挥社区集中居住的优势，加强青少年防艾宣传，利用大众媒体，加大健康宣传教育。做好无偿献血、禁毒防艾及国家"四免一关怀"政策的宣传工作。通过对家长艾滋病知识相关培训，来提高家长艾滋病知识防治水平。使家长转变传统的性道德观念，学会对孩子进行性、生殖健康教育，使艾滋病预防教育从基础做起。

4. 尊重HIV感染者和艾滋病病人的隐私权

艾滋病和艾滋病问题是两个概念。艾滋病是一个医学问题，而艾滋病问题却是一个非常复杂的社会问题。这个问题后面究竟存在哪些需要我们关注的事呢？

在深受传统观念影响的中国，艾滋病患者常常被指责为"道德败坏"。一旦公开了病情，艾滋病病人几乎就被打入了冷宫，各种流言蜚语扑面而来，导致的后果是艾滋病病人不但身体有病，而且在精神上也给他们带来了沉重的负担，身心都由于疾病遭受着巨大的痛苦和折磨。

目前艾滋病尚不能为每一个人所认识，人们对艾滋病的恐惧、歧视给艾滋病病人及感染者带来的是悲观、绝望和无奈。由于普遍担心隐私泄漏后的舆论压力，许多艾滋病患者放弃治疗，听天由命，想方设法掩盖自己的病情，不利于有关部门了解疫情，也难以控制它的蔓延。对艾滋病病人及感染者的歧视不仅不利于预防和控制艾滋病，还会成为社会的不安定因素。艾滋病病毒感染者是疾病的受害者，应该得到人道主义的同情和帮助。"必须要转变把艾滋病与道德的高尚与否混淆在一起，与金钱的多少联系在一起的观念。"给艾滋病患者一个宽松的社会环境，"帮助他们，其实就是帮助人类自己！"

保护隐私权：防治艾滋病的又一重要步骤 随着艾滋病感染人数的增加，人们对艾滋病的关注程度也在增加。人们恐惧艾滋病，对艾滋病患者也避而远之，至少人们都希望知道与之交往的对方已经患病的事实。但是，这一权利又与艾滋病患者的隐私权相互冲突。那么，在保护他人或整个社会公众利益的同时，艾滋病患者的隐私权是否也需要得到保护呢？为了保护大多数人的利益，对于那些占少数的患者（无论是由于自己的责任或者是无辜的），我们是否应该无视他们的利益，或者漠视他们的利益，甚至侵犯他们的权利哪？不是每一个艾滋病患者都是"咎由自取"或想"以毒害人"，绝大多数感染者盼望获得社会的关爱和理解。联合国艾滋病中国专题组主席贾德说："歧视无法形成对艾滋病感染者和病人的支持性环境，妨碍了自愿咨询和检测等必要措施的落实，已成为加速艾滋病病毒传播的一个主要的社会因素。必须让全社会的人都知道，只有消除歧视，尊重艾滋病感染者的个人权利，使他们能够有尊严地生活在公众之中，才能有效地达到遏制艾滋病在中国大规模蔓延的目的。"

保护艾滋病群体的合法权益，最重要的就是要保护他们的隐私权。然而在目前，由于艾滋病对公众的健康威胁大，时间一长，难免会泄密，最终导致艾滋病患者的出走，向其他地区流动，接触人群的密度就更大，从而造成更大的潜在的危害。所以，不论是医疗机构还是社会公众，都应保护艾滋病患者及感染者的隐私权。当艾滋病患者隐私权受到保障时，其他劳动者的不受传染病危害的权利谁来保护呢？总不能以多数劳动者的健康为代价来"照顾"少数艾滋病患者吧？其实这个矛盾不难解决，因为艾滋病不是那么容易传染的。在一起工作、饮食、娱乐等，一般都不会传染艾滋病。所以，人们的担心是多余的。但要保护好艾滋病患者的隐私权和平等就业权，就必须打消其他劳动者的顾虑。根据有关规定，艾滋病患者在下列情况下应当主动公开自己患病的事实，否则，在其保护个人隐私权的同时就可能侵害了他人的合法权益：

（1）根据《意见》的规定，艾滋病患者"到医疗机构就诊时，应当主动向医务人员说明自身的感染情况，防止将病毒传播给他人。"

（2）感染者在结婚以及从事容易引起身体损伤的活动时，都应该向特定的人公开自己患病的事实。

（3）可能对他人造成病毒感染的各种情形等。此外，医疗机构也有义务通知患者所在单位，以便加强预防。《意见》指出："对艾滋病病毒感染者和艾滋病病人所从事的工作有传播艾滋病病毒危险的，其所在单位应负责安排其从事其他工作。"再者，

"艾滋病病毒感染者和艾滋病病人应对社会承担义务和责任，防止将病毒传播给他人。""对明知自己是艾滋病病毒感染者或艾滋病病人而故意感染他人者应依法追究其法律责任。"根据我国《传染病防治法实施办法》的有关规定，对传染病患者的行为应予以必要的限制，例如采取"隔离治疗"，限制到特定公开场所（如公共浴池）等。当艾滋病患者违犯法律的禁止性规定，不主动限制自己的活动，不主动公开其"有限制的隐私"的时候，其所谓的隐私就不能得到法律的保护。也就是说，他人在必要的时候有权利公开其患病的事实。例如，当一个艾滋病患者到公共浴池洗澡的时候，任何知情者都可以向在场的人（在浴堂里的人）公开其患病的事实而不承担法律责任。

总之，还是要大力宣传艾滋病的防治知识，在社会中形成尊重和同情患者的气氛。

尊重艾滋病患者隐私权，全社会的责任　对于艾滋病高度警惕是应该的，但是由于对艾滋病的了解并不充分，如今"恐艾症"患者数量明显增加。其实，这种恐惧是多余的，艾滋病并不那么容易传染。这些"恐艾症"尽管不是真正感染者，但同样需要关怀，周边和医护人员有必要耐心地为他们排解困惑。事实上，有关艾滋病患者隐私权的保护在社会上一直存在争议。不少人在承认应当尊重艾滋病患者隐私的同时，又难以接受艾滋病患者"隐姓埋名"地生活在自己的身边。因此，加强艾滋病防治知识的宣传，提高人们对艾滋病的认识，打消人们的顾虑，对尊重艾滋病患者隐私权十分重要。

在现实社会中往往存在鲜为人知的职业暴露者，比如临床医生、护士、监管场所的警察，他们整天与形形色色的人打交道，其中难免有艾滋病患者，但除非特殊情况，他们不能去"刺探"谁患有艾滋病，为患者保密是医护人员的责任，否则也将构成侵权行为。但是为了降低被传染的可能性，他们可以采取必要的措施，比如配置良好的设备，这就是特殊行业的特殊劳动保护了。

当艾滋病患者的劳动权益与国家利益或"人民群众总体利益"相互冲突时，我们的选择：以大局为重！比如军队招兵，那肯定是要进行艾滋病检测的，患者当然不会被录用，但这并不算侵犯了艾滋病患者的权益，因为"国家和人民的利益高于一切"。

总之，尊重艾滋病患者隐私权，是全社会的责任，需要全社会共同努力。

2002年世界预防艾滋病宣传日的活动主题是"相互关爱，共享生命"。该主题包含两层含义：一是对艾滋病患者和感染者而言，鼓励他们鼓起生活的勇气，勇敢面对现实，提高生活质量；二是对全社会而言，倡导人们反对歧视，动员全社会为艾滋病病人和感染者创建一个宽松的生活环境。

"相互关爱，共享生命"这句话是对健康大众说的，同时也是对艾滋病患者和艾滋病病毒携带者说的。对健康人来说，这句话就是：艾滋病可怕，但艾滋病病人并不可怕，应该让他们像正常人一样好好地生活。对艾滋病病人和艾滋病病毒携带者来说，这句话则是：可以像正常人一样工作、生活、保持积极乐观的生活态度，加强体育锻炼，达到提高生活质量，延长生命的目的。

5. 在艾滋病治疗中的伦理问题

艾滋病治疗是艾滋病防治工作中的重要组成部分。抗病毒治疗是艾滋病领域发展较迟，但同时也是发展最快，最令人鼓舞的一个领域。当1996年"鸡尾酒疗法"（HAART 也称之为 ART）问世时，人们看到了治疗艾滋病的曙光。它不仅让艾滋病感染者看到了希望，也让全世界确立了最终控制艾滋病的信心。不是所有被确诊为艾滋病感染者都需要马上抗病毒治疗。过早盲目的治疗，会因长期服药而增加毒副作用和耐药机会。何时开始治疗存在不同观点，目前总的趋势是保守。首先是因为，目前的治疗药物不能根除体内的艾滋病病毒，病毒仍然在体内进行低水平复制，当前的治疗方法将是终生的。其次，如果终身长期服药，病人服药的依从性很难保证。另外，抗病毒药物带来的副反应，特别是药物的长期毒性以及 HIV 耐药性的产生都是要考虑的因素。在发展中国家，由于有限医疗资源，还要考虑经济上的原因，因此对何时开始 HAART，必须综合考虑多种因素再做决定。专家推荐方案为：一般选择在无症状期的中后期，也就是出现艾滋病相关症状，或者 CD4+T 淋巴细胞在 200～350 个 / mm³ 时，当然这个还得根据病人的实际情况而定。

出现 HIV 相关疾病时，通常要先治疗机会性感染，待机会性感染稳定后再开始抗病毒治疗，对无症状病人治疗应分析利弊，原则上推迟治疗，对于要求治疗的病人，医生要按照知情同意的原则向病人详细说明治疗的风险和好处，并告诉坚持服药的重要性与治疗失败的密切关系。严格按医嘱最大限度的提高服药依从性，从而减少 HIV 相关疾病的发生率和死亡率，最终达到提高生活质量，延长存活时间的目的。

第十五章　艾滋病相关法律法规与政策

　　艾滋病之所以受到高度关注，原因在于其以超越医学领域、涉及人文伦理道德、法律、人权等方方面面，已经成为全球公认的重大公共卫生问题和社会问题。艾滋病的流行给世界各国人民的身体健康和生命安全，以及经济社会发展带来了严重影响。因此国际社会对艾滋病流行和防治高度重视，继而制定了一系列相关法律法规政策。而法律法规政策是调整社会的一种规范，具有自身的特点，尤其是法规，主要指行政法规、地方性法规、民族自治法规、及经济特区法规等。是由国家制定、认可或解释的，是用来调节人们行为的一种刚性规范，能够以权利义务双向规定为调整机制，通过国家强制力来保证实施。从法规的角度讲，艾滋病防治相关法律法规的制定和完善，就能最大限度预防艾滋病的传播和蔓延，并能有效地保障人体健康和公共卫生安全。

　　艾滋病自 1981 年发现以来，人类就一直在与艾滋病进行着不懈的斗争，采取了许多防治策略，实施了与艾滋病防治相关的法律法规。1983 年，瑞典颁布了世界上第一个关于艾滋病的法律文件，以应对艾滋病的传播和流行。自此，国际社会和许多国家在艾滋病防治立法中，进行了积极的探索，提出了许多切合防治工作实际的立法理念，并制定和实施了与艾滋病防治相关的法律法规。

第一节　法　　律

　　用法律规范艾滋病的防治工作，用法制规范公众行为，是艾滋病防治的重要策略之一。近年来，中国相继出台和修订了与艾滋病相关的法律法规，为做好艾滋病防治工作提供了重要的法律依据，使艾滋病防治走上了法制化的轨道。

1. 《中华人民共和国传染病防治法》

中华人民共和国主席令（第17号），《中华人民共和国传染病防治法》由第十届全国人民代表大会常务委员会第十一次会议于2004年8月28日修订通过，自2004年12月1日起施行。该法是中国传染病预防与控制的专门法律，第三条规定艾滋病为乙类传染病。由于艾滋病防治工作涉及禁毒、禁娼等社会环境综合整治、特殊人群不良行为的改变等多方面因素，比较特殊和复杂，《中华人民共和国传染病防治法》不能完全解决艾滋病防治的问题。因此，该法第二十四条规定各级人民政府应当加强艾滋病的防治工作，采取预防、控制措施，防治艾滋病的传播。

2. 《艾滋病防治条例》

2006年1月29日，国务院总理温家宝签署第457号国务院令，公布了《艾滋病防治条例》自2006年3月1日起施行。这是我国第一部针对单病种的国务院行政法规，在艾滋病预防与控制工作中具有极其重要的意义。该条例共有七章六十四条，分为总则、宣传教育、预防与控制、治疗与救助、保障措施、法律责任和附则等七部分，并规定，自1988年1月14日起由卫生部、公安部、外交部、原国家教育委员会、国家旅游局、原中国民用航空局、国家外国专家局发布的《艾滋病监测管理的若干规定》同时废止。

（1）《艾滋病防治条例》总则

①关于艾滋病防治的方针

预防为主，防治结合是我国传染病防治的总方针。艾滋病的防治工作也应当遵循这一方针。艾滋病的预防制度是建立完善的艾滋病防治体系的关键和基础。因此，遵循这一方针，针对艾滋病防治工作中存在的突出问题，本条例规定了一系列的制度：一是，为了能够准确掌握艾滋病疫情，依照传染病防治法的规定，建立健全艾滋病监测制度；二是，鼓励和支持居民委员会、村民委员会以及其他有关组织和个人对有易感染艾滋病病毒危险行为的人群实施行为干预措施；三是，将推广使用安全套等干预措施作为制度予以明确；四是，强调医疗卫生机构和出入境检验检疫机构应当加强对医疗、检测行为的规范化管理，防止发生艾滋病的医院感染和医源性感染；五是，与献血法、《血液制品管理条例》相衔接，严格规范血站、单采血浆站、血液制品生产单位的采供血行为和生产行为，保证血液、血浆和血液制品的安全；六是，设专章规定艾滋病的医疗救治制度。

②艾滋病防治的工作机制，政府主导与全社会参与相结合，充分发挥社会力量在艾滋病防治工作中的作用。政府在艾滋病控制方面负有不可替代的责任。艾滋病防治不仅是卫生问题，更是社会问题。控制艾滋病需要全社会的共同努力，需要政府和社会各部门的通力合作。社区和公民社会团体在为敏感人群和领域提供预防和医护措施方面可以起到重要的作用；在改变社区人群行为方面，在群体水平上进行干预，促进人们具有健康的行为等方面能够发挥巨大的作用。因此，应当进行广泛的社会动员，构筑坚实的社会基础，打一场防治艾滋病的人民战争。基于上述思路，本条例做了一些规定：

首先明确各级人民政府在艾滋病防治工作中的主要职责。实行统一领导，建立健全艾滋病防治工作协调机制和工作责任制；采取措施，鼓励支持居民委员会、村民委员会、社会团体、有关组织和个人开展艾滋病防治工作；组织开展艾滋病防治的宣传教育；对艾滋病病毒感染者和艾滋病病人及其家属采取关怀和救助措施；为艾滋病防治工作提供财政保障。其次明确县级以上人民政府各有关部门开展艾滋病防治工作的职责。规定：依照职责分工，开展艾滋病防治的宣传教育、行为干预以及预防控制等工作，建立互相配合的工作机制。第三规定工会、共青团、妇联、红十字会等团体以及有关组织和个人，在国家的鼓励和支持下，开展相关的艾滋病防治工作。最后充分发挥居民委员会、村民委员会在艾滋病防治工作中的作用。各级人民政府应当鼓励和支持他们开展艾滋病防治工作。

③艾滋病防治的主要措施

宣传教育，行为干预和关怀救助，实行综合防治是本条例规定的艾滋病防治的主要措施。

由于艾滋病的特殊性，特别是考虑到人们对艾滋病认知的程度和社会环境，应当将艾滋病的预防和宣传教育作为一项重要措施，置于艾滋病防治的重要地位。宣传教育应当包括全人口的一般教育和对青少年、重点人群的教育。通过形式多样的宣传教育，向公众普及艾滋病防治知识，特别是向有易感染艾滋病病毒危险行为的人群传递科学、准确的艾滋病防治信息，引导人们改变危险行为，减少或者阻断有利于艾滋病病毒传播的因素。由于艾滋病的传播与人自身行为有密切的关系，艾滋病防治工作涉及改变人的行为，特别是涉及有吸毒、卖淫、嫖娼、同性恋行为的特殊人群的高危险行为。因此，改变高危险行为成为防治艾滋病的关键。在法律制度的设定上，着重关注对艾滋病传播的社会行为因素的控制。艾滋病传播途径的自身特点需要我们更加解放思想，实事求是，统一认识，统一步调，坚定不移地推行诸如安全套的使用、美沙酮维持治疗、针具交换等被证明是行之有效的干预措施。我国政府高度重视对艾滋病病毒感染者、艾滋病病人及其家属的治疗和救助，承诺并实行了"四免一关怀"政策。条例中把这些关怀救助措施以法律制度的形式固定下来。

④反对歧视艾滋病病毒感染者、艾滋病病人及其家属

艾滋病是一种病死率极高的传染病，目前还没有治愈的药物和

方法，许多感染艾滋病病毒的人是通过不健康的性行为、共用针具注射吸毒而感染，因此，艾滋病病毒感染者和艾滋病病人是社会道德、社会舆论谴责和歧视的对象。他们及其家属往往得不到同情、关心、容易受到反感、厌恶、孤立、敌视、歧视，失去工作、学习、就医等机会，隐私权也不能得到尊重和保护。无论在发达的城市还是在偏僻的小乡村，这种歧视现象都不同程度地存在着。

许多国家的经验和教训表明，歧视艾滋病病毒感染者和艾滋病病人对预防和控制艾滋病传播只会产生相反的作用。这主要包括四方面的原因：一是，歧视不利于采取正确的措施。由于人们普遍将艾滋病视为与高危行为有关的传染病，在一定程度上影响了艾滋病防治措施的制定和落实。二是，歧视容易使高危人群边缘化，成为社会不稳定的因素。艾滋病人群中酝酿着大量的不安定因素，不在于他们要花比普通人更多的钱去治疗身体的疾病，而在于他们容易成为被主流社会抛弃的异类，是被边缘化的人群。也就是说，歧视让艾滋病病毒感染者和艾滋病病人的心理受到伤害，也使他们中的一些人对周围人群持有敌视和警惕的态度，甚至实施报复社会的过激行为。三是，歧视会妨碍高危人群去寻找咨询帮助、接受教育，不利于高危人群获得科学准确的信息。结果反而造成艾滋病感染者隐瞒病情，增加传播他人的机会。四是，艾滋病大多流行于贫困地区和文化程度较低的人群中。贫困加剧了艾滋病的流行，艾滋病的流行又加重了贫困。因此，艾滋病病毒感染者和艾滋病病人是社会的弱势群体。

不歧视艾滋病病毒感染者和艾滋病病人，并对他们实施关怀和救助，既是社会文明的表现，也是艾滋病防治工作的需要。近年来，国际社会和许多国家越来越关注这一点。联合国艾滋病规划署在《艾滋病、法律和人权立法者手册》中指出，国家应该颁布或者加强保护脆弱人群、艾滋病病毒感染者、病人和残疾人的反歧视和其他保护性法律，以免他们在公共和私人机构受到歧视。

一些国家和地区也已经制定了艾滋病反歧视的法律。我国新修订的传染病防治法，也将对传染病感染者的歧视列为法律禁止的范围，从法律的角度为感染者提供了保护。

⑤艾滋病病毒感染者、艾滋病病人及其家属享有的合法权益受法律保护

在反对歧视艾滋病病毒感染者、艾滋病病人及其家属的同时，本条又从正面的角度以列举的方式规定了艾滋病病毒感染者、艾滋病病人及其家属享有的主要合法权益，包括：婚姻、就业、就医、入学权。之所以列举出这四项，主要是考虑到这些权益是艾滋病病毒感染者、艾滋病病人及其家属应当享有的最基本的权益。此外，本条同时以概括的方式规定了艾滋病病毒感染者、艾滋病病人及其家属享有其他合法权益，在这不一一列举。

关于婚姻权：依照我国现行婚姻法的规定，艾滋病病毒感染者、艾滋病病人不属于法律禁止结婚的范围，因此，艾滋病病毒感染者、艾滋病病人可以结婚。但是，没有禁止艾滋病病毒感染者、艾滋病病人结婚，不意味着艾滋病病毒感染者、艾滋病病人结婚可以不承担法定义务。由于艾滋病可以通过性行为传播，为了防止与艾滋病病毒感染者、艾滋病病人结婚的人感染艾滋病病毒，条例第三十八条第二项规定，艾滋病病毒感染者、艾滋病病人应当将感染或者发病的事实及时告知与其有性关系者。

关于就医权：就医权属于基本人权，在任何情况下，都不能剥夺。艾滋病病毒感染者或艾滋病病人比普通人更需要医疗救治，其就医权更应该受到法律的保护。但是，为了防止艾滋病的医院感染和医源性感染，条例第三十八条第三项规定，艾滋病病毒感染者、艾滋病病人就医时，应当将感染或者发病的事实如实告知接诊医生。

除本条规定了艾滋病病毒感染者、艾滋病病人及其家属的基本权益外，条例第三十九条、第四十一条对艾滋病病毒感染者和

艾滋病病人的其他权利也作了规定，如：未经本人或者其监护人同意，任何单位和个人不得公开艾滋病病毒感染者、艾滋病病人及其家属的有关信息。医疗机构不得推诿或者拒绝为艾滋病病毒感染者或者艾滋病病人治疗其他疾病等等。

(2)　《艾滋病防治条例》的主要内容

①《艾滋病防治条例》规定了政府及其有关部门、工会、共产主义青年团、妇女联合会、红十字会、居民委员会和村民委员会等团体在艾滋病防治工作中的职责和义务

为全面贯彻我国预防与控制艾滋病的方针和政策，形成良好的政府组织领导、部门各负其责、全社会共同参与的工作机制，推动艾滋病防治工作的深入开展，调整后的国务院防治艾滋病工作委员会部委成员单位包含了工会、共产主义青年团、妇女联合会、红十字会。依照《国务院防治艾滋病工作委员会部委成员单位防治艾滋病工作职责》，这些团体在艾滋病防治工作中将发挥重要的作用。如何将这些团体开展的工作纳入到法制化管理轨道，是草案审查过程中的一个重点和难点。考虑到工会、共青团中央、妇联属于人民团体，中国红十字会属于免于登记的社会团体，在行政法规中不宜规定这些团体在艾滋病防治工作中的职责和义务。因此，只能以国家鼓励和支持的方式，推动这些团体协助人民政府开展艾滋病防治工作。

关于工会：依照工会法和工会章程的规定，中国境内的企业、事业单位、机关中以工资收入为主要生活来源的体力劳动者和脑力劳动者，不分民族、种族、性别、职业、宗教信仰、教育程度，都有依法参加和组织工会的权利。因此，工会作为广大职工自愿结合的工人阶级的群众组织，可以广泛组织和教育职工参与艾滋病防治活动，在企业和社区等职工工作、生活、娱乐的场所开展艾滋病防治宣传教育活动。

关于共产主义青年团：依照共产主义青年团章程的规定，中

国共产主义青年团是中国共产党领导的先进青年的群众组织。共青团组织可以充分发挥其联系青年的桥梁和纽带作用，开展适合青年特点的活动，教育和引导青年学习与艾滋病防治有关的法律、法规、政策和知识，提倡健康文明的生活方式，组织和支持青年开展艾滋病防治的宣传教育活动。

关于妇女联合会：在面对艾滋病病毒感染的威胁时，妇女属于弱势和易被侵害的人群。如何让广大妇女学习和掌握艾滋病防治知识，提高抵抗艾滋病病毒感染的能力，是摆在全社会面前的一个重要问题。依照妇女联合会的章程，妇联作为党和政府联系广大妇女群众的桥梁和纽带，可以利用面向广大妇女，开展服务的特点，将艾滋病防治的宣传教育列入妇女儿童工作内容，教育、引导广大妇女自尊、自信、自立、自强，组织动员广大妇女参与艾滋病防治工作，提高妇女预防艾滋病的意识和能力。

关于红十字会：在艾滋病防治工作中，红十字会可以发挥非常重要的作用。依照红十字会法和红十字会章程的规定，红十字会作为从事人道主义工作的社会救助团体，可以协助各级人民政府做好无偿献血的宣传、动员、组织工作；组织和支持红十字会员和红十字会志愿者开展艾滋病防治的宣传教育；对有易感染艾滋病病毒危险行为的人员进行艾滋病防治的培训、指导。

目前，艾滋病防治工作中存在着以下问题：规划的实施落实不到位；艾滋病防治宣传教育缺乏深度，对少数民族、边远贫困地区农民的宣传教育工作尤显不足；党和政府推行的对艾滋病病毒感染者、艾滋病病人及其家属的关怀、救助措施还没有深入每家每户。究其原因，主要是没有将防治措施落实到基层社区。

依照《居民委员会组织法》、《村民委员会组织法》的规定，居民委员会、村民委员会分别是居民、村民自我管理、自我教育、自我服务的基层群众性自治组织。因此，居民委员会、村民委员会作为一个紧紧贴近居民、村民的组织，可以在社区基层、农村基层，发挥一般行政性组织不可替代的作用，填补政府无法进入的角落空白。通过开展有关艾滋病防治的法律、法规、政策和知识的宣传教育和实施规划，在社区、村镇营造良好的防治艾滋病的社会环境，发展有关艾滋病防治的公益事业，做好艾滋病防治工作。

②《艾滋病防治条例》对艾滋病病毒感染者和艾滋病病人的权利和义务做了明确规定

一是明确艾滋病病毒感染者和艾滋病病人及其家属享有的权利：任何单位和个人不得歧视艾滋病病毒感染者、艾滋病病人及其家属。艾滋病病毒感染者、艾滋病病人及其家属享有的婚姻、就业、就医、入学等合法权益受法律保护。医疗卫生机构应当组织工作人员学习有关艾滋病防治的法律、法规、政策和知识；医务人员在开展艾滋病、性病等相关疾病咨询、诊断和治疗过程中，应当对就诊者进行艾滋病防治的宣传教育。国家实行艾滋病自愿咨询和自愿检测制度。县级以上地方人民政府卫生主管部门指定的医疗卫生机构，应当按照国务院卫生主管部门会同国务院其他有关部门制定的艾滋病自愿咨询和检测办法，为自愿接受艾滋病咨询、检测的人员免费提供咨询和初筛检测。未经本人或者其监护人同意，任何单位或者个人不得公开艾滋病病毒感染者、艾滋病病人及其家属的姓名、住址、工作单位、肖像、病史资料以及其他可能推断出其具体身份的信息。艾滋病病毒感染者和艾滋病病人有权享受医疗机构为其提供艾滋病防治咨询、诊断和治疗等服务。对确诊的艾滋病病毒感染者和艾滋病病人，医疗卫生机构的工作人员应当将其感染或者发病的事实告知本人；本人为无行为能力人或者限制行为能力人的，应当告知其监护人。医疗卫生机构应当按照国务院卫生主管部门制定的预防艾滋病母婴传播技术指导方案的规定，对孕产妇提供艾滋病防治咨询和检测，对感染艾滋病病毒的孕产妇及其婴儿，提供预防艾滋病母婴传播的咨询、产前指导、阻断、治疗、产后访视、婴儿随访和检测等服务。县级以上人民政府应当采取措施对艾滋病病人防治关怀、救助生活困难的艾滋病病人遗留的孤儿和感染艾滋病病毒的未成年人接受义务教育的，应当免收杂费、书本费；接受学前教育和高中阶段教育的，应当减免学费等相关费用。县级以上地方人民政府应当对生活困难并符合社会救助条件的艾滋病病毒感染者、艾滋病病人及其家属给予生活救助。县级以上地方人民政府有关部门应当创造条件，扶持有劳动能力的艾滋病病毒感染者和艾滋病病人，从事力所能及的生产和工作。县级以上人民政府应当将艾滋病防治工作纳入国民经济和社会发展规划，加强和完善艾滋病预防、检测、控制、治疗和救助服务网络的建设，建立健全艾滋病防治专业队伍。各级人民政府应当根据艾滋病防治工作需要，将艾滋病防治经费列入本级财政预算。

二是规定了艾滋病病毒感染者和艾滋病病人应当履行相应的义务：接受疾病预防控制机构或者出入境检验检疫机构的流行病学调查和指导；将感染或者发病的事实及时告知与其有性关系者；就医时，将感染或者发病的事实如实告知接诊医生；采取必要的防护措施，防止感染他人。艾滋病病毒感染者和艾滋病病人不得以任何方式故意传播艾滋病。艾滋病病毒感染者或者艾滋病病人故意传播艾滋病的，依法承担民事赔偿责任；构成犯罪的，依法追究刑事责任。

(3)《艾滋病防治条例》设专章规定了艾滋病防治的宣传教育制度

政府应当组织开展向群众普及艾滋病防治的基本知识的工作为了使社会各界参与艾滋病防治的宣传教育，充分发挥国家各部门和全社会的优势和力量，大力提高广大人民群众的自我保健意识和能力，做好对艾滋病病毒携带者和艾滋病病人的关怀和救治，改变社会对艾滋病病毒感染者、艾滋病病人及其家属的歧视，国务院防治艾滋病工作委员会下发了《全国艾滋病防治宣传教育工作指导方案（2004~2008 年）》（以下简称《指导方案》）。提出在全国范围内，广泛动员全社会的力量，采取多种传播、教育和干预的宣传教育形式，更加广泛、深入和持久地开展全民预防艾滋病及其相关的性病和无偿献血知识的普及宣传，在广大人民群众中提倡健康的生活方式和行为准则，改变不健康的行为；同时，反对社会歧视，倡导相互关爱的道德风尚，为艾滋病病毒感染者和病人营造良好的社会环境。地方各级人民政府和政府的有关部门应当在艾滋病防治中协调一致，各司其职，组织开展艾滋病防治和关怀救助艾滋病相关人群的宣传教育工作，如：

以教育部门为主，卫生和人口计生等有关部门密切配合，开展学校预防艾滋病及其相关知识的宣传教育，除了在各大、中学校开展预防艾滋病和防治知识的课程和培训，还要在学校图书馆、阅览室等备有一定数量的艾滋病防治知识的读物。可以通过广大学生这一高素质人群的宣传教育增强社会人群的宣传、理解和关爱。

通过卫生部门的技术支持，铁路、民航、交通、海关、质检和城建等部门要积极进行过往旅客的宣传工作。

公安、司法部门加强对羁押、强制管理场所的艾滋病、性病防治知识和静脉吸毒感染艾滋病的宣传教育，卫生部门要给予技术支持等。对艾滋病病毒感染者和艾滋病病人的救治关怀，不仅可以延长他们的生命，提高他们的生活质量，大大减少艾滋病在人群中的传播，而且有利于解决艾滋病带来的社会问题，维护正常的经济社会秩序。2003 年以来，卫生部在全国建立了 127 个以进行社区宣传、咨询、救治关怀为主要内容的艾滋病综合防治示范区。这是政府组织开展落实"四免一关怀"政策措施的一个很好的平台。通过示范区的建设，积极开展人员培训、健康教育、行为干预、医疗护理、母婴阻断和咨询关怀等综合服务，营造有利于艾滋病防治的社会环境；提倡家庭内的关怀照顾，改善艾滋病病人和感染者的生活质量，完善社区医疗保健及心理咨询服务，减轻他们及家庭成员在生活、就业、就医、就学等方面受到的歧视和压力。各级政府应当对示范区的经验加以总结和推广，充分利用好这一平台，将各项防治艾滋病政策落到实处。艾滋病防治宣传教育的目的，在于提倡健康文明的生活方式，形成健康理念和行为我们知道，艾滋病主要通过性接触传播（尤其是同性恋）和静脉注射毒品（静脉药瘾者共用受 HIV 污染的、未消毒的针头及注射器）而传染，其次为治疗性输入和注射血液制品，分娩和哺乳也可导致传染。艾滋病流行的危险因素广泛存在，主要表现为不安全性行为在男性同性恋人群、暗娼人群中具有较高的比例，共用注射器吸毒行为在吸毒人群中普遍存在。同时，我国现在经性途径传播艾滋病的范围正从高危人群向一般人群扩散，威胁很大。要预防和控制艾滋病的流行和传播，就需要了解艾滋病防治知识，树立健康理念，减少或者改变人们的不安全行为，如采用清洁针具，减少不良的、不清洁的性行为，正确使用安全套等，减少感染艾滋病的机会。倡导相互关爱的道德风尚，营造良好的艾滋病防治的社会环境防治艾滋病是一项需要全社会共同参与的系统工程，良好的艾滋病防治社会环境，是事关艾滋病防治工作成败的重要因素。营造良好的防治艾滋病的社会环境，是艾滋病防治宣传教育的重要任务和目的。

　　为此，要牢牢把握以下几点：第一防止和减少对艾滋病病毒感染者和艾滋病病人的歧视，全社会尊重他们享有的婚姻、就业、就医、入学等合法权益。第二营造有利于艾滋病病毒感染者和艾滋病病人生存的宽松环境，以举办温馨家园、关爱之家、学校、孤儿院，自愿服务和组织生产自救等形式为载体，实施医疗照顾与关怀，使艾滋病病毒感染者和艾滋病患者感受到党和政府以及全社会的关爱，树立战胜疾病的信心。第三正确看待对高危人群采取的行为干预措施，方便相关人员和志愿者参与行政干预活动。

④《艾滋病防治条例》在开展行为干预、加强对医疗行为以及血液制品的管理方面做出了相应规定

一是建立健全艾滋病监测制度。二是血站、单采血浆站应当对采集的人体血液、血浆进行艾滋病检测；不得向医疗机构和血液制品生产单位供应未经艾滋病检测或者艾滋病检测阳性的人体血液、血浆。血液制品生产单位应当在原料血浆投料生产前对每一份血浆进行艾滋病检测；未经艾滋病检测或者艾滋病检测阳性的血浆，不得作为原料血浆投料生产。医疗机构应当对因应急用血而临时采集的血液进行艾滋病检测，对临床用血艾滋病检测结果进行核查；对未经艾滋病检测、核查或者艾滋病检测阳性的血液，不得采集或者使用。采集或者使用人体组织、器官、细胞、骨髓等的，应当进行艾滋病检测；未经艾滋病检测或者艾滋病检测阳性的，不得采集或者使用。但是，用于艾滋病防治科研、教学的除外。进口人体血液、血浆、组织、器官、细胞、骨髓等，应当经国务院卫生主管部门批准；进口人体血液制品，应当依照药品管理法的规定，经国务院药品监督管理部门批准，取得进口药品注册证书。经国务院卫生主管部门批准进口的人体血液、血浆、组织、器官、细胞、骨髓等，应当依照国境卫生检疫法律、行政法规的有关规定，接受出入境检验检疫机构的检疫。未经检疫或者检疫不合格的，不得进口。血站、单采血浆站、医疗卫生机构和血液制品生产单位违反法律、行政法规的规定，造成他人感染艾滋病病毒的，应当依法承担民事赔偿责任。

⑤《艾滋病防治条例》设专章规定了艾滋病防治的财政支持措施

艾滋病防治是我国公共卫生工作的一项重要内容。同时，艾滋病的防治也是一个重大的社会问题，直接关系到经济的发展和社会的进步，是国民经济和社会发展的重要组成部分。党和政府一向高度重视艾滋病防治工作，制定了包括"四免一关怀"在内

的一系列政策、措施。各级政府承担着落实各项艾滋病防治政策、措施的主要责任。具体如下：

第一条：县级以上人民政府应当将艾滋病防治工作纳入国民经济和社会发展规划，加强和完善艾滋病预防、检测、控制、治疗和救助服务网络的建设，建立健全艾滋病防治专业队伍。

第二条：各级人民政府应当根据艾滋病防治工作需要，将艾滋病防治经费列入本级财政预算。

第三条：县级以上地方人民政府按照本级政府的职责，负责艾滋病预防、控制、监督工作所需经费。

第四条：国务院卫生主管部门会同国务院其他有关部门，根据艾滋病流行趋势，确定全国与艾滋病防治相关的宣传、培训、监测、检测、流行病学调查、医疗救治、应急处置以及监督检查等项目。中央财政对在艾滋病流行严重地区和贫困地区实施的艾滋病防治重大项目给予补助。

第五条：省、自治区、直辖市人民政府根据本行政区域的艾滋病防治工作需要和艾滋病流行趋势，确定与艾滋病防治相关的项目，并保障项目的实施经费。县级以上人民政府应当根据艾滋病防治工作需要和艾滋病流行趋势，储备抗艾滋病病毒治疗药品、检测试剂和其他物资。

第六条：地方各级人民政府应当制定扶持措施，对有关组织和个人开展艾滋病防治活动提供必要的资金支持和便利条件。有关组织和个人参与艾滋病防治公益事业，依法享受税收优惠。

⑥《艾滋病防治条例》设专章规定了相关法律责任

地方各级人民政府未依照本条例规定履行组织、领导、保障艾滋病防治工作职责，或者未采取艾滋病防治和救助措施的，由上级人民政府责令改正，通报批评；造成艾滋病传播、流行或者其他严重后果的，对负有责任的主管人员依法给予行政处分；构成犯罪的，依法追究刑事责任。县级以上人民政府卫生主管部门违反本条例规定，有下列情形之一的，由本级人民政府或者上级人民政府卫生主管部门责令改正，通报批评；造成艾滋病传播、流行或者其他严重后果的，对负有责任的主管人员和其他直接责任人员依法给予行政处分；构成犯罪的，依法追究刑事责任：

第一条：未履行艾滋病防治宣传教育职责的；

第二条：对有证据证明可能被艾滋病病毒污染的物品，未采取控制措施的；

第三条：其他有关失职、渎职行为。出入境检验检疫机构有前款规定情形的，由其上级主管部门依照本条规定予以处罚。县级以上人民政府有关部门未依照本条例规定履行宣传教育、预防控制职责的，由本级人民政府或者上级人民政府有关部门责令改正，通报批评；造成艾滋病传播、流行或者其他严重后果的，对负有责任的主管人员和其他直接责任人员依法给予行政处分；构成犯罪的，依法追究刑事责任。医疗卫生机构未依照本条例规定履行职责，有下列情形之一的，由县级以上人民政府卫生主管部门责令限期改正，通报批评，给予警告；造成艾滋病传播、流行或者其他严重后果的，对负有责任的主管人员和其他直接责任人员依法给予降级、撤职、开除的处分，并可以依法吊销有关机构或者责任人员的执业许可证件；构成犯罪的，依法追究刑事责任；

第一条：未履行艾滋病监测职责的；

第二条：未按照规定免费提供咨询和初筛检测的；

第三条：对临时应急采集的血液未进行艾滋病检测，对临床用血艾滋病检测结果未进行核查，或者将艾滋病检测阳性的血液用于临床的；

未遵守标准防护原则，或者未执行操作规程和消毒管理制度，发生艾滋病医院感染或者医源性感染的；

第四条：未采取有效的卫生防护措施和医疗保健措施的；

第五条：推诿、拒绝治疗艾滋病病毒感染者或者艾滋病病人的其他疾病，或者对艾滋病病毒感染者、艾滋病病人未提供咨询、诊断和治疗服务的；

第六条：未对艾滋病病毒感染者或者艾滋病病人进行医学随访的；Ε 未按照规定对感染艾滋病病毒的孕产妇及其婴儿提供预防艾滋病母婴传播技术指导的。

出入境检验检疫机构有前款第Ⅰ项、第Ⅲ项、第Ⅳ项规定情形的，由其上级主管部门依照前款规定予以处罚。医疗卫生机构违反本条例第二款规定，公开艾滋病病毒感染者、艾滋病病人或者其家属的信息的，依照传染病防治法的规定予以处罚。出入境检验检疫机构、计划生育技术服务机构或者其他单位、个人违反本条例第三十九条第二款规定，公开艾滋病病毒感染者、艾滋病病人或者其家属的信息的，由其上级主管部门责令改正，通报批评，给予警告，对负有责任的主管人员和其他直接责任人员依法给予处分；情节严重的，由原发证部门吊销有关机构或者责任人员的执业许可证件。血站、单采血浆站违反本条例规定，有下列情形之一，构成犯罪的，依法追究刑事责任；尚不构成犯罪的，由县级以上人民政府卫生主管部门依照献血法和《血液制品管理条例》的规定予以处罚；造成艾滋病传播、流行或者其他严重后果的，对负有责任的主管人员和其他直接责任人员依法给予降级、撤职、开除的处分，并可以依法吊销血站、单采血浆站的执业许可证：a)对采集的人体血液、血浆未进行艾滋病检测，或者发现艾滋病检测阳性的人体血液、血浆仍然采集的；b)将未经艾滋病检测的人体血液、血浆，或者艾滋病检测阳性的人体血液、血浆供应给医疗机构和血液制品生产单位的。

违反有关规定采集或者使用人体组织、器官、细胞、骨髓等的，由县级人民政府卫生主管部门责令改正，通报批评，给予警告；情节严重的，责令停业整顿，有执业许可证件的，由原发证部门暂扣或者吊销其执业许可证件。

未经国务院卫生主管部门批准进口的人体血液、血浆、组织、器官、细胞、骨髓等，进口口岸出入境检验检疫机构应当禁止入境或者监督销毁。提供、使用未经出入境检验检疫机构检疫的进口人体血液、血浆、组织、器官、细胞、骨髓等的，由县级以上人民政府卫生主管部门没收违法物品以及违法所得，并处违法物品货值金额3倍以上5倍以下的罚款；对负有责任的主管人员和其他直接责任人员由其所在单位或者上级主管部门依法给予处分。

未经国务院药品监督管理部门批准，进口血液制品的，依照药品管理法的规定予以处罚。

血站、单采血浆站、医疗卫生机构和血液制品生产单位违反法律、行政法规的规定，造成他人感染艾滋病病毒的，应当依法承担民事赔偿责任。

公共场所的经营者未查验服务人员的健康合格证明或者允许未取得健康合格证明的人员从事服务工作，省、自治区、直辖市人民政府确定的公共场所的经营者未在公共场所内放置安全套或者设置安全套发售设施的，由县级以上人民政府卫生主管部门责令限期改正，给予警告，可以并处500元以上5000元以下的罚款；逾期不改正的，责令停业整顿；情节严重的，由原发证部门依法吊销其执业许可证件。

艾滋病病毒感染者或者艾滋病病人故意传播艾滋病的，依法承担民事赔偿责任；构成犯罪的，依法追究刑事责任。

⑦《艾滋病防治条例》相关用语的含义

艾滋病：医学全称为获得性免疫缺陷综合征（AIDS），是指人体感染人类免疫缺陷病毒（HIV或称为艾滋病病毒）而发生的一种病死率极高的传染病，表现为机体免疫功能逐渐破坏而发生一系列相应症状和特征，最后导致死亡。

对吸毒成瘾者的药物维持治疗：是指在批准开办戒毒治疗业

务的医疗卫生机构中，选用合适的药物，对吸毒成瘾者进行维持治疗，以减轻对毒品的依赖，减少注射吸毒引起艾滋病病毒的感染和扩散，减少毒品成瘾引起的疾病、死亡和引发的犯罪。

标准防护原则：是指医务人员将所有病人的血液、其他体液以及被血液、其他体液污染的物品均视为具有传染性的病原物质，医务人员在接触这些物质时，必须采取防护措施。

有易感染艾滋病病毒危险行为的人群，是指有卖淫、嫖娼、多性伴、男性同性性行为、注射吸毒等危险行为的人群。

艾滋病监测：是指连续、系统地收集各类人群中艾滋病（或者艾滋病病毒感染）及其相关因素的分布资料，对这些资料综合分析，为有关部门制定预防控制策略和措施提供及时可靠的信息和依据，并对预防控制措施进行效果评价。

艾滋病检测：是指采用实验室方法对人体血液、其他体液、组织器官、血液衍生物等进行艾滋病病毒、艾滋病病毒抗体及相关免疫指标检测，包括监测、检验检疫、自愿咨询检测、临床诊断、血液及血液制品筛查工作中的艾滋病检测。

行为干预措施：是指能够有效减少艾滋病传播的各种措施，包括：针对经注射吸毒传播艾滋病的美沙酮维持治疗等措施；针对经性传播艾滋病的安全套推广使用措施，以及规范、方便的性病诊疗措施；针对母婴传播艾滋病的抗病毒药物预防和人工代乳品喂养等措施；早期发现感染者和有助于危险行为改变的自愿咨询检测措施；健康教育措施；提高个人规范意识以及减少危险行为的针对性同伴教育措施。

第二节　法　规

1. 《中华人民共和国献血法》

1998年10月施行的《中华人民共和国献血法》规定，国家实行无偿献血制度，提倡十八周岁至五十五周岁的健康公民自愿献血，国家机关、军队、社会团体、企业事业组织、居民委员会、村民委员会，应当动员和组织本单位或者本居住区的适龄公民参加献血。现役军人献血的动员和组织办法，由中国人民解放军卫生主管部门制定。对献血者，发给国务院卫生行政部门制作的无偿献血证书。国家鼓励国家工作人员、现役军人和高等学校在校学生率先献血，为树立社会新风尚作表率。血站是采集、提供临床用血的机构，是不以营利为目的的公益性组织。设立血站向公民采集血液，必须经国务院卫生行政部门或者省、自治区、直辖市人民政府卫生行政部门批准。血站应当为献血者提供各种安全、卫生、便利的条件。血站的设立条件和管理办法由国务院卫生行政部门制定。血站对献血者必须免费进行必要的健康检查；身体状况不符合献血条件的，血站应当向其说明情况，不得采集血液。献血者的身体健康条件由国务院卫生行政部门规定。血站对献血者每次采集血液量一般为二百毫升，最多不得超过四百毫升，两次采集间隔期不少于六个月。严格禁止血站违反前款规定对献血者超量、频繁采集血液。血站采集血液必须严格遵守有关操作规程和制度，采血必须由具有采血资格的医务人员进行，一次性采血器材用后必须销毁，确保献血者的身体健康。血站应当根据国务院卫生行政部门制定的标准，保证血液质量。血站对采集的血液必须进行检测；未经检测或者检测不合格的血液，不得向医疗机构提供。无偿献血的血液必须用于临床，不得买卖。血站、医疗机构不得将无偿献血的血液出售给单采血浆站或者血液制品生产单位。医疗机构对临床用血必须进行核查，不得将不符合国家规定标准的血液用于临床。公民临床用血时只交付用于血液的采集、储存、分离、检验等费用；具体收费标准由国务院卫生行政部门会同国务院价格主管部门制定。无偿献血者临床需要用血时，免交前款规定的费用；无偿献血者的配偶和直系亲属临床需要用血时，可以按照省、自治区、直辖市人民政府的规定免交或者减交前款规定的费用。为保障公民临床急救用血的需要，国家提倡并指导择期手术的患者自身储血，动员家庭、亲友、所在单位以及社会互助献血。为保证应急用血，医疗机构可以临时采集血液，但应当依照本法规定，确保采血用血安全。医疗机构临床用血应有用血计划，遵循合理、科学的原则，不得浪费和滥用血液。医疗机构应当积极推行按血液成分针对医疗实际需要输血，具体管理办法由国务院卫生行政部门制定，国家鼓励临床用血新技术的研究和推广。各级人民政府和红十字会对积极参加献血和在献血工作中做出显著成绩的单位和个人，给予奖励。

2.《中华人民共和国刑法》

1997年3月14日第八届全国人民代表大会第五次会议修订，1997年10月1日起施行的《中华人民共和国刑法》第二编第六章中的第五节，专门规定了危害公共卫生罪。

第三百三十条违反传染病防治法的规定，有下列情形之一，引起甲类传染病传播或者有传播严重危险的，处三年以下有期徒刑或者拘役；后果特别严重的，处三年以上七年以下有期徒刑：第一供水单位供应的饮用水不符合国家规定的卫生标准的；第二拒绝按照卫生防疫机构提出的卫生要求，对传染病病原体污染的污水、污物、粪便进行消毒处理的；第三准许或者纵容传染病病人、病原携带者和疑似传染病病人从事国务院卫生行政部门规定禁止从事的易使该传染病扩散的工作的；第四拒绝执行卫生防疫机构依照传染病防治法提出的预防、控制措施的。单位犯前款罪的，对单位判处罚金，并对其直接负责的主管人员和其他直接责任人员，依照前款的规定处罚。甲类传染病的范围，依照《中华人民共和国传染病防治法》和国务院有关规定确定。

第三百三十一条从事实验、保藏、携带、运输传染病菌种、毒种的人员，违反国务院卫生行政部门的有关规定，造成传染病菌种、毒种扩散，后果严重的，处三年以下有期徒刑或者拘役；后果特别严重的，处三年以上七年以下有期徒刑。

第三百三十二条违反国境卫生检疫规定，引起检疫传染病传播或者有传播严重危险的，处三年以下有期徒刑或者拘役，并处或者单处罚金。单位犯前款罪的，对单位判处罚金，并对其直接负责的主管人员和其他直接责任人员，依照前款的规定处罚。

第三百三十三条非法组织他人出卖血液的，处五年以下有期徒刑，并处罚金；以暴力、威胁方法强迫他人出卖血液的，处五年以上十年以下有期徒刑，并处罚金。有前款行为，对他人造成伤害的，依照本法第二百三十四条的规定定罪处罚。

第三百三十四条非法采集、供应血液或者制作、供应血液制品，不符合国家规定的标准，足以危害人体健康的，处五年以下有期徒刑或者拘役，并处罚金；对人体健康造成严重危害的，处五年以上十年以下有期徒刑，并处罚金；造成特别严重后果的，处十年以上有期徒刑或者无期徒刑，并处罚金或者没收财产。经国家主管部门批准采集、供应血液或者制作、供应血液制品的部门，不依照规定进行检测或者违背其他操作规定，造成危害他人身体健康后果的，对单位判处罚金，并对其直接负责的主管人员和其他直接责任人员，处五年以下有期徒刑或者拘役。

第三百五十五条依法从事生产、运输、管理、使用国家管制的麻醉药品、精神药品的人员，违反国家规定，向吸食、注射毒品的人提供国家规定管制的能够使人形成瘾癖的麻醉药品、精神药品的，处三年以下有期徒刑或者拘役，并处罚金；情节严重的，处三年以上七年以下有期徒刑，并处罚金。向走私、贩卖毒品的犯罪分子或者以牟利为目的，向吸食、注射毒品的人提供国家规定管制的能够使人形成瘾癖的麻醉药品、精神药品的，依照本法第三百四十七条的规定定罪处罚。

第三百六十条明知自己患有梅毒、淋病等严重性病卖淫、嫖娼的，处五年以下有期徒刑、拘役或者管制，并处罚金。嫖宿不满十四周岁的幼女的，处五年以上有期徒刑，并处罚金。

第四百零九条从事传染病防治的政府卫生行政部门的工作人员严重不负责任，导致传染病传播或者流行，情节严重的，处三年以下有期徒刑或者拘役。

3.《中华人民共和国禁毒法》

于中华人民共和国第十届全国人民代表大会常务委员会第三十一次会议通过，以中华人民共和国第七十九号主席令公布，自2008年6月1日起施行的《中华人民共和国禁毒法》，是第一部全面规范我国禁毒工作的重要法律，是指导中国禁毒工作的基本法。它的颁布实施，进一步彰显了我国厉行禁毒的一贯立场和坚定决心，完善了中国预防和惩治毒品违法犯罪的法律体系，对依法全面推进中国禁毒事业，具有里程碑式的意义。《中华人民共和国禁毒法》共7章71条。主要包括六个方面的内容：一是规定了禁毒工作领导体制、工作机制、和保障机制；二是规定了"预防为主、综合治理、禁种、禁制、禁贩、禁吸并举"的禁毒工作方针；三是规定了麻醉药品，精神药品和易制毒化学品管制的种类、范围、措施和办法；四是规定和改革了戒毒体制和措施；五是规定了加强禁毒国际合作的措施；六是规定了违反《中华人民共和国禁毒法》及其相关法律法规的法律责任。

4.《中华人民共和国母婴保健法》

1994年10月27日经中华人民共和国第八届全国人民代表大会通过，自1995年6月1日起施行的《中华人民共和国和母婴保健法》里规定：母婴保健工作以保健为中心，以保障生殖健康为目的，实行保健和临床相结合，面向群体、面向基层和预防为主的方针。

《中华人民共和国保健法》第九条规定，经婚前医学检查，医疗、保健机构应当向接受婚前医学检查的当事人出具婚前医学检查证明。婚前医学检查证明应当列明是否发现下列疾病：第一条在传染期内的指定传染病；第二条在发病期内的有关精神病；第三条不宜生育的严重遗传性疾病；第四条医学上认为不宜结婚的其他疾病。医师应当向当事人说明情况，提出预防、治疗以及采取相应医学措施的建议。当事人依据医生的医学意见，可以暂缓结婚，也可以自愿采用长效避孕措施或者结扎手术；医疗、保健机构应当为其治疗提供医学咨询和医疗服务。经婚前医学检查，对患指定传染病在传染期内或者有关精神病在发病期内的，医师应当提出医学意见；准备结婚的男女双方应当暂缓结婚。

第三十八条规定，指定传染病是指《中华人民共和国传染病防治法》中规定的艾滋病、淋病、梅毒、麻风病以及医学上认为影响结婚和生育的其他传染病。

严重遗传性疾病，是指由于遗传因素先天形成，患者全部或者部分丧失自主生活能力，后代再现风险高，医学上认为不宜生育的遗传性疾病。有关精神病，是指精神分裂症、躁狂抑郁型精神病以及其他重型精神病。

产前诊断，是指对胎儿进行先天性缺陷和遗传性疾病的诊断。

5.《中华人民共和国婚姻法》

我国《婚姻法》第七条规定："有下列情形之一的，禁止结婚"，其中第二款为"患有医学上认为不应当结婚的疾病"。《婚姻登记管理条例》第十二条第五款也规定："患有法律规定禁止结婚或者暂缓结婚的疾病。"

卫生部1986年公布的《异常情况分类标准》中对结婚登记做了四种限制，分别为：不许结婚、暂缓结婚、可以结婚但不许生育、可以结婚生育但需限制生育性别。其中关于暂缓结婚的具体规定是："性病、麻风病未治愈者，精神分裂症、躁狂抑郁症和其他精神病在发病期间的，传染病在隔离期间的。"从上述法规的内容看，艾滋病病毒感染者和艾滋病病人在法律上已被列入暂缓结婚的范畴，但鉴于艾滋病在当前的不可治愈性，以及感染者终身携带病毒的特性，实际在法律层面上已属于不许结婚的范围。但根据卫生部1999年发布的《对艾滋病病毒感染者和艾滋病病人管理意见》规定："艾滋病病人应暂缓结婚，艾滋病病毒感染者如申请结婚，双方应接受医学咨询。"由于HIV感染者多为青壮年，且有的潜伏期长达20年以上，感染者的生活与常人无异，要等完全治愈后结婚显然不现实。因此，应通过自愿咨询检测来确定感染者的配偶是否已感染HIV,并根据检测结果接受检测后相关咨询和行为指导。

6.我国关于严禁卖淫嫖娼的相关法规

为了严禁卖淫、嫖娼，严惩组织、强迫、引诱、容留、介绍他人卖淫的犯罪分子，维护社会治安秩序和良好的社会风气，对刑法有关规定作如下补充修改。2006年3月施行的《中华人民共和国治安管理处罚法》规定，因卖淫、嫖娼被公安机关处理后又卖淫、嫖娼的，实行劳动教养，并由公安机关处五千元以下罚款。对卖淫、嫖娼的，一律强制进行性病检查。对患有性病的，进行强制治疗。明知自己患有梅毒、淋病等严重性病卖淫、嫖娼的，处五年以下有期徒刑、拘役或者管制，并处五千元以下罚金。有下列行为之一的，处十日以上十五日以下拘留，并处五百元以上一千元以下罚款：（1）组织播放淫秽音像的；（2）组织或者进行淫秽表演的；（3）参与聚众淫乱活动的。

第三节　政　策

近年来，中国颁布了《艾滋病防治条例》，明确了艾滋病防治的基本策略，制定了防治规划和"四免一关怀"等一系列政策措施，为做好艾滋病防治工作奠定了坚实的基础。

1. "四免一关怀"政策

艾滋病威胁着每一个人和每一个家庭，关系着经济发展、社会稳定、国家安全和民族盛衰，防治艾滋病工作是一项长期艰巨的任务，是全社会共同的责任。艾滋病病毒感染者和病人是疾病的受害者，家庭和社会应为艾滋病病毒感染者和病人营造一个友善、理解、健康的生活和工作环境。为加强艾滋病防治工作，维护正常经济社会秩序，遏制艾滋病流行蔓延，我国政府2004年出台了预防艾滋病"四免一关怀"政策。"四免"指的是：一、对农村居民和城镇未参加基本医疗保险等保障制度的经济困难人员中的艾滋病病人免费提供抗病毒药物；二、在全国范围内为自愿接受艾滋病咨询检测的人员免费提供咨询和初筛检测；三、为感染艾滋病病毒的孕妇提供免费母婴阻断药物及婴儿检测试剂；四、对艾滋病病人遗留的孤儿和感染HIV的未成年人接受义务教育的，应当免收书本费、学杂费等上学费用，接受学前教育和高中阶段教育的，应当减免学费等相关费用。"一关怀"指的是：将生活困难的艾滋病病人纳入政府救助范围，按照国家有关规定给予必要的生活救济。创造条件，积极扶持有生产能力的艾滋病病毒感染者和艾滋病病人，从事力所能及的生产和工作。

避免对艾滋病感染者和病人的歧视。许多国家的经验和教训表明，歧视艾滋病病毒感染者和艾滋病病人对预防和控制艾滋病传播只会产生相反的作用。这主要包括四方面的原因：一是歧视不利于采取正确的措施。由于人们普遍将艾滋病视为与高危行为有关的传染病，在一定程度上影响了艾滋病防治措施的制定和落实。二是歧视容易使高危人群边缘化，成为社会不稳定的因素。艾滋病人群中酝酿着的大量不安定因素，不在于他们要花比普通人更多的钱去治疗身体的疾病，而在于他们容易成为被主流社会抛弃的异类，是被边缘化的人群。也就是说，歧视让艾滋病病毒感染者和艾滋病病人的心理受到伤害，也使他们中的一些人对周围人群持有敌视和警惕的态度，甚至实施报复社会的过激行为。三是歧视会妨碍高危人群去寻找咨询帮助、接受教育，不利于高危人群获得科学准确的信息。结果反而造成艾滋病感染者隐瞒病情，增加传播他人的机会。四是艾滋病大多流行于贫困地区和文化程度较低的人群中。贫困加剧了艾滋病的流行，艾滋病的流行又加重了贫困。因此，艾滋病病毒感染者和艾滋病病人是社会的弱势群体。不歧视艾滋病病毒感染者和艾滋病病人，并对他们实施关怀和救助，既是社会文明的表现，也是艾滋病防治工作的需要。近年来，国际社会和许多国家越来越关注这一点。联合国艾滋病规划署在《艾滋病、法律和人权立法者手册》中指出，国家应该颁布或者加强保护脆弱人群、艾滋病病毒感染者、病人和残疾人的反歧视和其他保护性法律，以免他们在公共和私人机构受到歧视。一些国家和地区也已经制定了艾滋病反歧视的法律。我国新修订的传染病防治法，也将对传染病感染者的歧视列为法律禁止的范围，从法律的角度为感染者提供了保护。

中央强调：防治艾滋病是一项社会系统工程，应坚持预防为主、综合治理的防治原则；要加大宣传力度，普及艾滋病防治知识，提高群众自我保护意识；要强化疫情监测，及时、准确、全面掌握艾滋病流行趋势；加强重点地区和重点人群的防治工作，提高艾滋病防治的有效性。

要把党和政府的关怀落到实处，要坚持以人为本，搞好综合服务，从机制和制度上进一步落实"四免一关怀"政策。要完善抗病毒治疗机制，把就地治疗、家庭治疗、社区治疗结合起来，提高治疗的可及性和规范化程度。要健全临床医生培训制度，加强对县以下基层临床医生的培训，促进诊疗水平的提高。要对艾滋病患者定期进行医学随访和关怀服务，落实监管场所免费医疗等政策。要建立艾滋病药品生产供应管理机制，方便患者使用，提高救治质量。

2. 艾滋病防治政策的主要内容

为落实科学发展观，依法开展艾滋病防治工作，贯彻《中国预防与控制艾滋病中长期规划(1998~2010年)》和《国务院关于切实加强艾滋病防治工作的通知》，全面落实"四免一关怀"政策，中国制定了一系列艾滋病防治工作的具体策略与规定，内容如下：

(1) 疫情监测、检测方面的政策

为了加强全国艾滋病监测工作的规范化管理，提高监测工作质量，根据《中华人民共和国传染病防治法》、《中国预防与控制艾滋病中长期规划(1998～2010年)》、《中国遏制与防治艾滋病行动计划(2001～2005年)》，特制定《全国艾滋病监测工作规范》。

①艾滋病监测是指对艾滋病病毒感染在人群中的发生、发展、分布规律、传播因素及不同人群行为变化进行长期、连续和系统的观察，以掌握和预测艾滋病的流行趋势，为国家和地方制定艾滋病防治对策和评价干预措施效果提供科学依据。监测工作提供的流行病学资料是制定国家和地方艾滋病预防与控制规划的基础，也是预测艾滋病的流行趋势及对社会发展影响的重要依据。

各级政府卫生行政部门应根据当地的实际情况和本规范的原则要求，领导、组织和统筹安排辖区内的艾滋病监测工作，与各有关部门密切协调与合作，经常进行监督检查，提供必要条件，保证艾滋病监测工作有序、长期而规范地进行。

艾滋病监测规范原则为：一监测是艾滋病预防与控制工作的基础，针对不同地区、不同流行状况和资源条件，建立监测系统，实行分类指导。二监测工作以省为基础，各省根据本地艾滋病流行情况设立监测点。国家根据全国情况，在各省设立监测点，以掌握全国的艾滋病流行状况。三艾滋病监测与性病监测、生物学监测与行为监测相结合，综合考虑监测点的设置，节省资源，避免重复。四监测工作应尊重个人隐私及伦理道德，严格保密，防止引发社会歧视。并规定了系统组成及职责，为了使监测工作有效、有序地进行，必须建立和完善艾滋病监测系统，全国艾滋病监测系统的组成及其主要职责如下：一是中国疾病预防控制中心负责全国艾滋病监测工作，制定全国艾滋病监测规划、指南和实施方案，组织实施并进行技术指导；确定、调整及管理国家艾滋病监测哨点；收集全国艾滋病监测资料并进行统计分析，完成季度和年度监测分析报告并反馈到有关部门；开展技术培训、质量控制和督导；预测预报艾滋病流行趋势，为国家有关部门提供科学信息。二是省级疾病控制（卫生防疫）机构负责辖区内的艾滋病监测工作，制定辖区内的艾滋病监测计划、实施方案；负责监测对象的选定，监测点的设置和管理，监测资料的收集、报告和分析，完成季度监测报告，并反馈到有关部门，为卫生行政部门和政府提供信息；负责辖区内监测工作的技术培训、质量控制、督导和考评。三是地市级及以下疾病控制（卫生防疫）机构负责与上级疾病控制（卫生防疫）机构共同确定监测对象和监测点，实施监测工作；收集、整理、报告和分析监测资料并反馈到有关部门，为卫生行政部门和政府提供信息；负责辖区内监测工作的技术培训、督导和考评。四是其他艾滋病检测检验的医疗、保健、检疫、采供血、血液及生物制品生产等单位是艾滋病监测的基本单位，应根据有关规定对不同对象开展艾滋病病毒抗体检测工作；及时分析、整理检测资料，定期向所在地的卫生行政、疾病控制（卫生防疫）和主管部门报告检测资料，并接受当地疾病控制（卫生防疫）机构的技术培训、督导和考评。对疫情资料的收集与报告、疫情资料分析与预测预报，以及监测工作应具备的条件等分别做了明确的规定。在此不做一一陈述。

（2）检测工作方面的相关政策

为了加强全国艾滋病检测工作的规范化管理和质量控制，确保检测的准确性和可靠性，保证艾滋病检测实验室安全，及时有效地发现 HIV 感染者和上报疫情，经卫生部同意，中国疾病预防控制中心于 2004 年颁布了经过修订的《全国艾滋病检测技术规范（2004 年版）》。同年 4 月，为规范艾滋病免费自愿咨询检测工作，最大限度地发现 HIV 感染者和艾滋病病人，控制艾滋病流行和传播，卫生部、财政部印发了《艾滋病免费自愿咨询检测管理办法（试行）》。该办法规定了自愿咨询检测的免费范围、适用人群、组织管理、监督与评估等内容。2006 年 6 月卫生部下发了《全国艾滋病检测工作管理办法》，对艾滋病检测实验室的设置、验收、检测工作要求、实验室质量管理等做出了明确的规定。

近几年，随着艾滋病流行形势复杂化、感染人群多样化、感染者的不断增加、艾滋病检测工作量逐渐加大，艾滋病检测实验室已遍及全国各级医疗机构、出入境检验检疫、军队等各个系统，以及一些没有条件建立规范的艾滋病检测实验室的乡镇卫生院、社区卫生服务中心，也陆续建起了艾滋病检测点，更加有力地支持了艾滋病监测、咨询检测（包括自愿咨询检测和医疗机构医务人员主动提供的艾滋病检测咨询）、新生儿感染早期诊断和抗病毒治疗工作。为了适应基层艾滋病检测工作的需要，中国疾病预防控制中心性病艾滋病预防控制中心对《全国艾滋病检测技术规范（2004 年版）》进行修改、增补和完善，制定出《全国艾滋病检测技术规范（2009 年版）》。修订后的规范共九章主要内容有：

①在样品采集和处理中，增加了滤纸干血斑样品、快速检测样品的采集和处理，用于 CD4+/CD8+T 淋巴细胞测定样品、尿液和唾液样品的采集和处理；

②在 HIV 抗体检测中，增加了免疫荧光法和化学发光法，进一步明确了不同情况下的检测策略；

③在 HIV 核酸检测中，增加了 HIV 感染产妇所生婴儿 HIV 感染早期诊断检测流程和适用于窗口期的集合核酸检测方法；

④根据临床治疗需求，增加了 HIV-1 耐药检测；

　　进一步完善了艾滋病检测实验室安全防护和艾滋病检测实验室的质量管理，使其更加符合目前艾滋病防治需求，更具可操作性；

　　考虑到技术发展和新的需求，增加了 HIV-1 新近感染检测和 HIV-1 分离培养技术。

　　（3）宣传、教育和行为干预的政策

　　①宣传教育的相关政策

　　为遏制艾滋病在我国的传播和蔓延，加强艾滋病防治工作，国务院先后下发了《中国预防与控制艾滋病中长期规划（1998~2010 年）》（以下简称《中长期规划》）和《中国遏制与防治艾滋病行动计划（2001~2005 年)》（以下简称《行动计划》）。在贯彻落实《中长期规划》和《行动计划》的工作中，我国形成了政府社会齐抓共管，以卫生为主导的多部门共同参与艾滋病防治工作新局面。近年来，艾滋病宣传教育工作在各级政府的领导下，国家多部门和全社会的积极参与下，取得了显著成效，大城市和高危行为人群的艾滋病预防知识知晓率有了大幅度提高。但是，在全国范围内，宣传教育工作开展得还很不平衡，与艾滋病防治实际需求相比，无论在广度、深度和持久性等方面均存在着较大差距，农村、边远地区及少数民族地区尤为薄弱。

　　为进一步加大艾滋病防治宣传教育工作的力度，充分发挥国家各部门和全社会的优势与力量，调动一切可以调动的积极因素，大力提高广大人民群众的自我保护意识和能力，在有利时机遏制艾滋病在我国的流行，确保《中长期规划》和《行动计划》艾滋病防治目标的实现，2004 年 4 月 15 日国务院防治艾滋病工作委员会办公室组织制定了《全国艾滋病防治宣传教育工作指导方案（2004~2008 年)》，提出在全国范围内，广泛动员全社会的力量，采取多种传播、教育和干预的有效形式，更加广泛、深入和持久地开展全民预防艾滋病及其相关的性病和无偿献血知识的普及宣传，在广大人民群众中树立社会主义精神文明风范，建立健康的行为，改变不健康的行为；同时，反对社会歧视，倡导相互关爱的道德风尚，为艾滋病毒感染者和病人营造良好的社会环境。到2005年，全民预防艾滋病性病和无偿献血知识知晓率，在城市达到75%以上；在农村达到45%以上，高危行为人群达到80%以上。

到2008年，全民预防艾滋病性病和无偿献血知识知晓率，在城市达到85%以上；在农村高流行地区（成人感染率≥0.5%）达到75%以上，中流行地区（成人感染率0.21～0.49%）达到65%，低流行地区（成人感染率≤0.2%）达到55%以上；高危行为人群达到90%以上

2004年6月，教育部为贯彻落实《国务院关于切实加强艾滋病防治工作的通知》和全国艾滋病防治工作会议精神，就加强学校预防艾滋病健康教育提出意见，指出要切实将预防艾滋病健康教育工作纳入学校教育教学计划，开设相应的课程或讲座；各类大、中学校要充分利用每年"世界艾滋病宣传日"的机会，动员学校各有关部门及团组织、红十字会等广泛参与，通过多种形式，集中开展具有一定声势的预防艾滋病宣传教育活动；要重视和加强学校预防艾滋病健康教育师资培训工作和教学研究工作，提高学校预防艾滋病健康教育效果。

2004年7月，中宣部、卫生部联合印发了《艾滋病防治工作宣传提纲》，指出，艾滋病流行态势较为严重，疫情分布在全国31个省、自治区、直辖市，以青壮年为主，大多在农村，局部地区正面临集中发病和死亡的高峰。艾滋病流行对经济和社会的影响已经显现。目前，艾滋病还不能彻底治愈。艾滋病与血液及血液制品的管理，卖淫嫖娼、注射吸毒等社会问题紧密相关，预防和控制的难度很大，不仅对人民身体健康和生命安全，而且对经济发展和社会稳定都构成严重威胁。由于艾滋病的流行，艾滋病

病毒感染者及其家庭的医疗费用大大增加，一些艾滋病病毒感染者部分或全部丧失劳动能力，有的因为社会歧视而失业或失学、农产品卖不出去，收入大大减少，许多家庭一贫如洗，甚至家破人亡。由于艾滋病的流行，使一些地区的经济发展受到严重影响；医疗救治压力越来越大，消耗了巨大的卫生资源，造成了沉重的经济负担；同时引发了救治关怀患者、照顾孤儿寡老、消除社会危害和维护群众健康等一系列社会问题。

首先是初步摸清了疫情，并向国内外公布，防治工作处于既有内力驱动又有外力拉动的局面。应该说，当前防治艾滋病既有着广大人民群众的要求和企盼，也处在国际社会的密切关注之下。这种既有内力驱动又有外力拉动的局面，要求我们勇于直面疫情，以对广大人民群众身体健康和生命安全高度负责的精神，以更加开放务实的态度，加强国际交流与合作，扎扎实实做好防治工作。

其次是是艾滋病传播途径的变化需要我们更加解放思想，坚定不移地采取有效的干预措施。目前，经采供血途径传播艾滋病已基本得到控制，不良性行为、注射吸毒和母婴传播成为主要传播途径。针对这一新的变化，一些地区开展了推广使用安全套、在注射吸毒人员中进行美沙酮维持治疗和清洁针具交换试点工作，并取得了一定效果。但这仅仅是试点，范围也不大，而且人们的认识也不尽一致。推行这些干预措施还存在认识上和工作上的障碍。我们不能犹豫不决，必须解放思想，实事求是，统一认识，统一步调；坚定不移地推行这些有效干预措施，防止艾滋病疫情的进一步蔓延。

再次是迫切需要营造全社会更加关注和重视艾滋病防治的良好氛围。国务院在防治艾滋病性病协调会议制度的基础上成立了全国性病防治艾滋病工作委员会，目的是进一步强化领导，加强各有关部门之间的协调配合，加大对地方特别是疫情严重地区防治工作的协调及联防联控的力度。地方各级政府也逐步认识到艾滋病流行的危害性和做好艾滋病防治工作的重要性、紧迫性。经过多年的实践，一些地区特别是疫情严重的省份已积累了一些防治经验。但是，艾滋病防治工作的机制还需要完善，恐惧艾滋病、歧视艾滋病病毒感染者和艾滋病病人的现象依然存在。必须积极探索有效的防控机制，进一步营造有利于艾滋病防治的良好氛围。2004年8月，卫生部办公厅下发了《关于在各级疾病预防控制中心（卫生防疫站）建立高危人群干预工作队的通知》，要求在全国各级疾病预防控制中心建立高危人群干预工作队，全面开展高危人群的干预工作。其人员由现有的疾控机构人员组成，人员数量可根据本地区高危人群数量设置。2004年4月，下发了《卫生部关于加强对在职卫生人员进行艾滋病等重点传染病防治知识培训的通知》，提出了培训目标、对象、内容、方式、组织管理等具体要求。2004年4月，卫生部印发了《医务人员艾滋病病毒职业暴露防护工作指导原则（试行）》，要求各级卫生行政部门和医疗卫生机构应当重视医务人员的HIV职业暴露问题，切实按照本《指导原则》的规定加强医务人员HIV职业暴露的防护工作。2004年9月，卫生部办公厅下发了《关于做好艾滋病病毒职业暴露防护工作的通知》，要求各地按照有关文件要求，统筹安排，设置药品储备库；将公安、司法等有关工作人员HIV职业暴露所需的抗病毒药物统一纳入药物储备计划；各地卫生行政部门要协调公安、司法等有关部门，研究制定HIV职业暴露应急预案，对突发事件进行及时有效的处理，保证工作人员的安全。

2004年11月，卫生部组织专家对1998年编写的《预防艾滋病宣传教育知识要点》进行了重新修订，提出了10条预防控制艾滋病宣传教育知识要点。其内容包括根本学问和重要信息:根本学问,①艾滋病是一种病死率极高的严重传染病，目前还没有治愈的药物和办法，但能够预防。②艾滋病主要经过性接触、血液和母婴三种途径传播。③与艾滋病病人及艾滋病病毒感染者的日常生活和工作接触不会感染艾滋病。④洁身自爱、恪守性道德是预防经性途径传染艾滋病的基本措施。⑤正确运用避孕套不只是能避孕，还能减少感染艾滋病、性病的风险。⑥及早治疗并治愈性病可减少感染艾滋病的风险。⑦共用注射器吸毒是传播艾滋病的重要途径，因而要拒绝毒品，珍爱生命。⑧防止不必要的输血和注射，运用经过艾滋病病毒抗体检测的血液和血液制品。⑨协助和不歧视艾滋病病人及艾滋病病毒感染者是预防与控制艾滋病的重要方面。⑩艾滋病威胁着每一个人和每一个家庭，预防艾滋病是全社会的义务。

重要信息:艾滋病是一种病死率极高的严重传染病，目前还没有治愈的药物和办法，但能够预防。

艾滋病的医学全名为"获得性免疫缺陷综合征"（英文缩写AIDS），是由艾滋病病毒（人类免疫缺陷病毒——HIV）引起的一种严重传染病。

艾滋病病毒侵入人体后破坏人体的免疫功能，使人体感染多种难以治愈的感染和肿瘤，最终导致死亡。

艾滋病病毒对外界环境的抵抗力较弱，离开人体后，常温下只可生存数小时至数天。高温、枯燥以及常用消毒药品都能够杀灭这种病毒。

感染艾滋病病毒 2～12 周后才能从血液中检测出艾滋病病毒抗体，但在能测出抗体之前已具有传染性。艾滋病病毒感染者的血液、精液、阴道分泌液、乳汁、伤口渗出液中含有大量艾滋病病毒，具有很强的传染性。

已感染艾滋病病毒的人平均经过 7～10 年的时间（潜伏期）才发展为艾滋病病人。在发展成艾滋病病人以前表面看上去和正常人一样，他们能够没有任何症状地生活和工作很多年，但可以将病毒传染给其他人。

当艾滋病病毒感染者的免疫系统遭到病毒的严重破坏、以致不能维持最低的抗病能力时,感染者便发展成为艾滋病病人,表现有不明原因的长期低热、体重下降、盗汗、慢性腹泻、咳嗽等相关症状。目前还没有可以治愈艾滋病的药物,曾经研制出的一些药物只能在某种水平上缓解艾滋病病人的病症和延长患者的生命。

2005年11月,国务院防治艾滋病工作委员会办公室,中宣部、劳动保障部、建设部、农业部、卫生部、人口计生委、工商总局、全国总工会、共青团中央、全国妇联、全国工商联决定联合实施全国农民工预防艾滋病宣传教育工程,要求全国(不包括港、澳、台地区)涉及农民工(农村转移劳动力,包括流出和流入)的有关管理部门(单位)将艾滋病防治知识宣传教育纳入日常工作内容,开展针对性强的预防艾滋病宣传教育活动,营造全社会关注、支持和参与农民工预防艾滋病宣传教育工作氛围,提高农民工艾滋病防治知识知晓程度,到2006年底知晓率达65%以上,2010年底达85%以上。

为依法贯彻落实《艾滋病防治条例》,进一步完善政府组织领导、部门各负其责、全社会共同参与的艾滋病防治工作机制,实现《中国遏制与防治艾滋病行动计划(2006~2010年)》提出的培训地方各级人们政府及其有关部门负责同志的目标,以及国家和省级艾滋病防治政策宣讲团的宣讲覆盖目标,2006年5月,国务院防治艾滋病工作委员会办公室组织成立国务院防治艾滋病工作委员会艾滋病防治政策宣讲团,下发了实施方案,在全国开展艾滋病防治政策宣讲工作。

2004年以来,国务院防治艾滋病工作委员会办公室、中宣部、教育部、民政部、劳动保障部、卫生部、人口计生委、全国总工会、共青团中央、全国妇联、中国企业联合会、中国企业家协会等单位结合各自工作特点,相继开展了"职工红丝带健康行动"、"青春红丝带"行动、青少年防治艾滋病志愿者"面对面"

宣传教育活动、妇女"面对面"宣传教育活动、"关注妇女，抗击艾滋"行动、中国儿童青少年预防艾滋病活动、大学生预防艾滋病宣传教育活动等，制订了相应的活动计划和实施方案。为进一步做好针对青少年的艾滋病防治宣传教育工作，2007年5月，卫生部办公厅、教育部办公厅联合印发了《青少年预防艾滋病基本知识》，向青少年提供了10条预防艾滋病的基本知识：①艾滋病是由艾滋病病毒引起的一种严重传染病，艾滋病的医学全称为"获得性免疫缺陷综合征"（英文缩写AIDS）。艾滋病由艾滋病病毒引起，该病毒的医学全称为"人类免疫缺陷病毒"（英文缩写HIV）。艾滋病病毒侵入人体后，会在体内不断复制，逐渐破坏人体免疫功能，使人体抵御疾病的能力降低，易发生多种感染和肿瘤，最终导致死亡。②感染了艾滋病病毒的人，外表上看不出来，但具有传染性。艾滋病病毒进入人体后，一般经过2~12周才能从血液中检测出艾滋病病毒抗体，这段时间叫做"窗口期"。窗口期虽然检测不出抗体，但感染者体内已有病毒存在，具有传染性。艾滋病病毒对人体免疫系统的破坏是一个渐进的过程，艾滋病病毒感染者经过平均7~10年的时间，发展成为艾滋病病人，这段时间叫做"潜伏期"。艾滋病病毒感染者在潜伏期期间外表上看不出来，可以没有任何症状，但能通过易感染艾滋病的危险行为将病毒传染给他人。当艾滋病病毒感染者免疫系统受到严重破坏、不能维持最低抗病能力时，就进入了"发病期"，成为艾滋病病人，可出现长期低热、体重下降、慢性腹泻、咳嗽、皮疹等症状。目前还没有可治愈艾滋病的药物，但规范化抗病毒治疗可有效抑制病毒复制，延缓发病，延长生命，提高生活质量，降低传播危险。③艾滋病通过性接触、血液和母婴三种途径传播。艾滋病病毒主要存在于人体的血液、精液、阴道分泌液和乳汁中，通过带病毒的体液交换传播。艾滋病可以通过性接触在男女之间或男男之间传播。性伴侣越多，感染的危险越大。共用注射器静脉注射毒品，是经血液传播艾滋病的高危险行为。输入被艾滋病病毒污染的血液或血液制品，使用被艾滋病病毒污染、且未经严格消毒的、可刺入人体的针具和医疗器械等都可能感染艾滋病病毒。感染艾滋病病毒的妇女可通过怀孕、分娩、哺乳把病毒传染给孩子。④艾滋病不会通过日常生活和一般接触传播，艾滋病病毒是一种非常脆弱的病毒，离开人体后会很快死亡。唾液、泪液、汗液、尿液中病毒含量极低，不足以引起传播。目前还没有发现通过这些体液感染艾滋病的病例。与艾滋病病毒感染者和病人的日常生活和一般接触不会感染艾滋病。如：握手、拥抱、礼节性接吻、一起进餐、乘车、学习、郊游、玩耍，共用学习用具、餐饮具、卫生间、卧具、生活用品。艾滋病病毒不会通过飞沫传播，咳嗽或打喷嚏都不会传播艾滋病。蚊虫叮咬不会传播艾滋病。艾滋病病毒在蚊子体内既不发育也不会复制，蚊子嘴上残留的血液量微乎其微，远不足以引起传染。目前还没有有关蚊子或昆虫叮咬而感染艾滋病的报道。⑤艾滋病病毒经性途径感染的危险是可以降低和避免的，学会识别正确、健康的性知识来源，不要看黄色书刊或低级网站上获得相关的性知识。青少年要把握异性交往的尺度，要自尊、自爱，增强自我保护意识。恋人之间应彼此忠诚，要对自己健康和生命负责，对他人健康和生命负责，避免发生婚前性行为。发生婚前性行为对彼此身心健康都有不利影响。坚决抵制卖淫、嫖娼等违法活动。⑥拒绝毒品，预防经注射毒品传播艾滋病，吸毒是一种违法行为，不但因成瘾而严重损害身心健康，而且使人丧失理智，危害家庭和社会。共用注射器注射毒品的人很容易感染艾滋病病毒。口吸毒品者经过一段时间后，很容易发展成为静脉注射毒品者。毒品会减低人的自知力和自我控制能力，容易从事危险的性行为。交友不慎、好奇、不相信毒品的严重危害、不重视自己生命的价值，是导致青少年吸毒的重要原因。要坚决拒绝尝试毒品，在诱惑面前说"不"。与怀疑有贩毒或吸毒行为的人交往会增加沾染毒品的危险；在娱乐场所或其他公共场所交友，要三思而后行。⑦避免不安全注射或输血，预防艾滋病经血传播，不安全和不必要的注射是引起艾滋病传播的原因之一，因此能通过吃药治疗的疾病就不要打针，能打针治疗的就不要输液，避免不必要的输血。要到正规医院就医，不轻信街头广告，不去无行医执照的个体诊所打针、输液、补牙等。就医时，应当选择使用一次性针具以及严格消毒的医疗器械。不要到非正规的美容、整形机构去做纹眉、纹身、穿耳眼、矫正畸形等刺破皮肤的手术。不与他人共用牙刷、剃须刀及有可能刺破皮肤的日常生活用品。必要时使用检测合格的血液和血液制品，以及血浆代用品或自身血液。要到国家指定的正规血站献血。无偿献血既有利于保证临床用血安全，又不会对献血者的健康产生影响。帮助他人止血时，应做好自我防护，避免徒手接触血液和伤口，要用干净的手绢、纸巾或乳胶手套等物品进行应急处理，然后再去医院就诊。⑧进行艾滋病咨询和检测，可以及时了解是否感染艾滋病病毒，国家实施免费和保密的艾滋病自愿咨询和抗体初筛检测服务，为经济困难的艾滋病病人提供免费抗病毒治疗药物。及早进行艾滋病抗体检测有利于发现艾滋病病毒感染状况；有利于及时治疗、延缓发病；有利于采取预防措施，减少传播。一旦发生易感染艾滋病的危险行为，或怀疑自己可能感染艾滋病病毒，一定要到当地疾病预防控制中心进行咨询和检测。易感染艾滋病的危险行为包括：发生过未使用安全套的高危险性行为，如与感染者的性行为、多性伴、男男性行为、遭强暴等；与他人共用注射器静脉注射毒品；到非法采血点卖过血。⑨艾滋病病毒感染者和病人是疾病的受害者，应该得到理解和关心，感染艾滋病病毒的人拥有上学、工作、就医的权利，他们的合法权益受法律保护。歧视或冷漠感染艾滋病病毒的人，不但不能减少艾滋病的传播，反而会引起社会的恐慌和不安定。未经本人同意，公开艾滋病病毒感染者和病人的身份，对其个人状况乱加猜测、肆意散布，采取漠视甚至侮辱的态度和行为，都是歧视艾滋病病毒感染者和病人的表现。青少年应当尊重和关心艾滋病病毒感染者、病人及受艾滋病影响的人们，尊重和关心他们，就是关心我们自己。歧视艾滋病感染者和病人会导致他们隐藏和不愿暴露自己的感染状况，不去寻求或不接受医疗服务和救助，这样既不利于病人就医，也不利于预防病毒传播。⑩青少年要主动学习预防艾滋病的知识，并将掌握的知识告诉家人和朋友，艾滋病威胁着每一个家庭、每一个人，影响社会发展和稳定，预防艾滋病是大家共同的责任。主动学习预防艾滋病的知识，全面了解相关信息，掌握自我保护技能，培养健康的生活方式。将掌握的知识、方法和技能与家人和朋友分享，做艾滋病防治知识的传播者，为预防控制艾滋病做出自己的贡献。

2007年6月，国务院防治艾滋病工作委员会办公室下发了《关于动员企业广泛开展艾滋病防治工作的通知》，进一步明确了企业在艾滋病防治中的责任和义务，畅通渠道，建立激励机制，引导企业采取适宜的途径和方式参与艾滋病防治工作。

②行为干预方面的政策

我国在1985年发现第一例艾滋病病人后，艾滋病病毒在我国人群中的感染范围不断扩大，经性途径感染艾滋病所占比重日趋增大，而且正在由特殊人群向一般人群扩散。然而公众对艾滋病的了解依然很少，很多人不知道如何保护自己免受艾滋病侵害；由于特殊的社会环境、文化心理、伦理观念等因素导致的危险性行为在吸毒者、暗娼、男男性接触者人群中广泛存在；另外人口的流动性增加，性病发病率增高，卫生保健体制不健全等因素都导致艾滋病疫情有进一步蔓延的危险。因为缺乏行之有效的药物和疫苗等医疗手段，全世界达成的共识是，帮助人们选择比较安全的行为，可以较有效地预防感染和阻止艾滋病病毒传播。行为干预是随着社会心理学的发展尤其是行为主义理论的提出而兴起的。目前关于艾滋病的行为干预理论主要有健康信念理论、保护动机理论、合理行动／计划行为理论、多阶段改变理论等。这些理论基本上都是建立在社会认知理论的基础上的，认为通过信息的获取和社会认知的提高可以改变个体的行为方式。主张通过知性教育来帮助个体确立正确的信念以改变个体不安全的行为方式。即按照"知"—"信"—"行"的模式来进行行为干预。从传播知识入手，使干预对象对危险行为的态度发生改变，树立健康行为的信念，从而自觉摒弃不良行为，采纳健康的生活方式。行为干预理论在国外艾滋病防治过程中发挥了积极的作用，取得了很大的成效，被国际组织所大力推广。2000 年 7 月在南非举行的第十三届世界艾滋病大会确认"行为干预是目前预防艾滋病的有效疫苗"。

借鉴国际经验，我国也把行为干预作为防治艾滋病的一项重要措施。1990 年中国卫生部、世界卫生组织联合制定的《中华人民共和国艾滋病预防和控制中期规划（1990~1992）》中提到"推广使用避孕套"，预示着艾滋病行为干预措施被政府采纳。随着1995 年《关于加强预防和控制艾滋病工作的意见》，1998 年《国务院关于印发〈中国预防与控制艾滋病中长期规划（1998~2010年）的通知〉》（国发[1998]38 号）显示行为干预在官方文件中得到确认。在 2001 年国务院办公厅印发的《中国遏制与防治艾滋病行动计划（2001~2005 年)》（国办发〔2001〕40 号）中明确规定：到 2005 年底，高危行为人群中艾滋病知识知晓率达到 80%以上；高危行为人群中安全套使用率达到 50%以上。2004 年相关部门又出台了《娱乐场所服务小姐预防艾滋病性病干预工作指南（试用本)》、《关于预防艾滋病推广使用安全套（避孕套）的实施意见》，明确推广使用安全套需要在各级政府的领导下，各有关部门密切配合，齐抓共管，各司其职，各负其责，分工协作，共同负责安全套推广工作。2005年的《关于印发〈高危行为干预工作指导方案（试行）〉的通知》（卫办疾控发[2005]102号）等，从政府角度对行为干预给予了明确的政策支持。

海洛因成瘾者社区药物维持治疗试点工作自2003年开展以来，各试点地区按照工作要求，认真组织实施，取得了积极进展。根据国务院《艾滋病防治条例》，为推动海洛因成瘾者社区药物维持治疗工作的深入开展，在总结试点工作经验和广泛征求意见的基础上，卫生部、公安部、国家食品药品监督管理局2006年7月制订了《滥用阿片类物质成瘾者社区药物维持治疗工作方案》，规范对滥用阿片类物质成瘾者进行社区药物维持治疗的管理和技术措施，减少阿片类物质滥用，减少艾滋病传播相关危险行为，减少违法犯罪，恢复滥用阿片类物质成瘾者的社会功能。

2004年10月，卫生部办公厅下发了《关于在艾滋病综合防治示范区开展预防艾滋病母婴传播工作的通知》，公布了《预防艾滋病母婴传播工作实施方案（试行）》。其目标是通过广泛开展预防艾滋病母婴传播的健康教育活动，预防育龄妇女感染艾滋病，为孕产妇提供预防艾滋病母婴传播服务，支持感染HIV的妇女对自己的生殖健康做出知情选择，为儿童及其父母提供关怀、支持、和治疗等预防措施。达到提高人群预防艾滋病母婴传播的意识，最大限度地减少艾滋病母婴传播，降低艾滋病对妇女儿童的影响，提高妇女儿童生活质量和生存率的目的。2006年，卫生部下发了，《关于加强预防艾滋病母婴传播工作的指导意见》，进一步加强了预防艾滋病母婴传播工作，制定了《预防艾滋病母婴传播工作监督指导与评估方案（试行）》。

在艾滋病防治中，男男性行为者（同性恋）作为脆弱人群同时也是桥梁人群，越来越引起政府部门和全社会的高度关注。由于社会歧视问题，男男同性性行为者不敢公开承认自己的性取向而采取相对隐蔽的生活方式。为了掩饰自己的性取向，多数同性恋者保持着一种表面上的婚姻关系或传统上的婚姻，但同时又保持着同性性行为。男男同性恋的不安全性行为和多性伴的特点，使得他们成为感染艾滋病的桥梁人群，导致病毒在男男性行为者之间、男男性行为与其女性配偶之间传播，进而向其他人群扩散，最终使艾滋病从脆弱人群向一般人群传播。为更好地掌握男男性行为人群艾滋病疫情，切实落实各项艾滋病防治措施，2008 年 3 月，卫生部办公厅印发了《男男性行为人群艾滋病综合防治试点工作方案》。该方案旨在准确掌握疫情，探索该人群预防干预、感染者随访管理和抗病毒治疗等工作模式。

③咨询、治疗和支持方面的政策

艾滋病病毒感染者和艾滋病病人在医疗救治方面的需求是多方面的。他们的需求不仅仅体现在对已有疾病的治疗和处理上，同样也体现在对有关艾滋病预防和治疗等信息和知识的获得上。高质量的咨询服务不仅能对于疾病的治疗可以起到积极的促进作用，而且对于预防疾病的进一步传播和保持感染者和病人健康的精神心理状况也有着重要的作用。因此，以正确的方式向艾滋病病毒感染者和艾滋病病人提供正确的信息，是所有医疗机构和医务人员开展艾滋病防治咨询总的要求。2004 年 4 月，卫生部和财政部联合印发了《艾滋病免费自愿咨询检测管理办法（试行）》，该办法对此项工作的免费范围、适用人群、经费来源和工作方式进行了详细规定；2004 年 9 月，卫生部印发了《艾滋病自愿咨询检测工作实施方案》规定了咨询应遵循尊重、知情同意、保密、受益的伦理原则，及艾滋病病毒抗体的检测、国家和地方政府制定的相关政策（如"四免一关怀"政策的具体内容等）、预防传播的措施、诊断治疗和心理支持等内容。向接受艾滋病咨询、检测的人员免费提供咨询和初筛检测；向感染艾滋病病毒的孕产妇免费提供预防艾滋病母婴传播的治疗和咨询。

《医疗机构管理条例》规定，医疗机构以救死扶伤，防病治病，为公民的健康服务为宗旨。艾滋病病毒感染者和艾滋病病人与其他公民一样，享有平等的就医权利。因此，医疗机构应当为艾滋病病毒感染者和艾滋病病人提供艾滋病防治咨询、诊断和治疗服务，不得因就诊的病人是艾滋病病毒感染者或者艾滋病病人，推诿或者拒绝对其其他疾病进行治疗。在医疗活动中，医疗机构或医务人员应当将患者的病情、医疗措施、医疗风险等如实告知患者，及时解答其咨询；但是应当避免对患者产生不利后果。

对确诊的艾滋病病毒感染者和艾滋病病人，医疗卫生机构的工作人员应当将其感染或者发病的事实告知本人；并与其讨论应如何积极地面对生活，应该如何维护自己的健康，预防感染其他疾病和预防将病毒传播给他人，强调保护他人免受 HIV 感染的重要性和法律义务，强调他们每次性生活都要正确使用安全套，告知他们应有的权利和对社会、家庭应尽的义务；本人为无行为能力人（一是不满 10 周岁的未成年人，二是不能辨认自己行为的精神病人）或者限制行为能力人的，应当告知其监护人。医疗卫生机构应当按照国务院卫生主管部门制定的预防艾滋病母婴传播技术指导方案的规定，对孕产妇提供艾滋病防治咨询和检测，对感染艾滋病病毒的孕产妇及其婴儿，提供预防艾滋病母婴传播的咨询、产前指导、阻断、治疗、产后访视、婴儿随访和检测等服务。

2004 年 3 月，国务院下发了《国务院关于切实加强艾滋病防治工作的通知》，2004 年 5 月，民政部下发了《关于加强对生活困难的艾滋病患者、患者家属和患者遗孤救助工作的通知》，要求各级人民政府应当采取下列艾滋病防治关怀、救助措施；2006 年 3 月，民政部、中央综治办、最高人民法院、发展改革委、教育部、公安部、司法部、财政部、劳动和社会保障部、建设部、农业部、卫生部、人口计生委、共青团中央、全国妇联联合印发了

《关于加强孤儿救助工作的意见》，要求各有关部门认真履行职责，制定和落实优惠政策，密切配合，共同做好孤儿救助工作。该意见所指孤儿包括艾滋病致孤儿童。2006 年 12 月，国务院防治艾滋病工作委员会办公室、卫生部、民政部、人口计生委、全国妇联、中国红十字会总会联合决定，号召全社会对 HIV 感染者、艾滋病病人及其家庭开展帮扶活动，下发了《对艾滋病病毒感染者、艾滋病病人及其家庭开展帮扶活动方案》。结合世界艾滋病宣传日 2007 年，全国妇联、卫生部、国务院防治艾滋病工作委员会办公室联合下发《关于开展"12.1"关注孤儿万户爱心家庭公益行动的通知》，向全社会广泛募集资金，在全国妇联中国儿童少年基金会设立专项基金，通过地方妇联组织在孤儿所在地寻找爱心家庭，抚育、关爱艾滋病致孤儿童。县级以上地方人民政府应当对生活困难并符合社会救助条件的艾滋病病毒感染者、艾滋病病人及其家属给予生活救助。县级以上地方人民政府有关部门应当创造条件，扶持有劳动能力的艾滋病病毒感染者和艾滋病病人，从事力所能及的生产和工作。

为进一步做好艾滋病防治工作，有效遏制艾滋病的蔓延，针对当前和今后一段时期我国艾滋病疫情及防治工作需要，2010 年 12 月国务院防治艾滋病工作委员会办公室下发了《关于进一步加强艾滋病防治工作的通知》该通知从 4 方面提出 17 项要求，部署艾滋病防控工作，概括为"五扩大、六加强"。

"五扩大"是：扩大宣传教育覆盖面，营造良好社会氛围，扩大监测检测覆盖面；最大限度发现艾滋病病毒感染者；扩大预防母婴传播覆盖面，有效减少新生儿感染；扩大综合干预覆盖面，减少艾滋病病毒传播几率；扩大抗病毒治疗覆盖面，提高治疗水平和可及性。

"六加强"是加强血液管理，保障临床用血安全；加强医疗保障，减轻艾滋病病毒感染者和病人医疗负担；加强关怀救助，提高艾滋病病毒感染者和病人生活质量；加强权益保护，促进社会和谐；加强组织领导，落实工作职责；加强防治队伍建设，提高工作积极性。

第十六章　甘肃省及白银市
艾滋病防治工作相关规定及文件

1. 甘肃省预防控制艾滋病中长期规划（2001～2010）

艾滋病自 80 年代初发现以来在世界各地迅速蔓延，目前尚无有效的治愈方法，是一种病死率极高的传染病，它的广泛流行已成为严重的公共卫生问题和社会热点问题。近年来，我省艾滋病感染人数逐年增加，预防控制艾滋病已成为一项刻不容缓、复杂而长期的艰巨任务。为加强各级政府对预防控制艾滋病工作的领导，促使有关部门密切配合，保证各项防治措施的落实，形成全社会参与和实施的综合治理局面，按照国务院《中国预防与控制艾滋病中长期规划（1998～2010 年）》（国发［1998］38 号）的要求，结合我省实际情况，特制定《甘肃省预防与控制艾滋病中长期规划（2001～2010 年)》。

我省自 1993 年发现首例艾滋病病毒感染者以来，截止 2011 年底累计发现艾滋病病毒感染者 1068 例，分布在全省 9 个地（市、州），感染者全部为青壮年。艾滋病病毒是通过性接触、血液和母婴（妊娠、分娩、哺乳）三种途径传播的。我省目前以共用注射器吸毒所致的血液传播和性接触传播为主。性病作为艾滋病传播的重要因素，我省自 70 年代以来，报告病例数逐年增加，1995～2000 年间平均增长率为 38.30%。

省委、省政府十分重视艾滋病、性病的防治工作，在各级党政领导及有关部门及社会团体的支持下，逐步形成了一支以各级疾病预防控制部门为主的防治队伍，积极开展艾滋病监测，探索了一些适宜的防治干预措施，组织了对医务人员进行艾滋病、性病诊断、治疗、预防、咨询等有关知识的培训，开展了大量的宣传教育工作。

但是，我省目前对艾滋病流行的控制手段滞后，不少领导对艾滋病在我省今后出现大流行的可能性估计不足；多部门协调配合，全社会参与防治的局面尚未形成；公众普遍缺乏预防知识；预防与控制的经费投入严重不足；医疗保健服务能力有限，疫情监测力量、采供血管理及医源性感染预防工作薄弱。面临流动人口数目庞大且难于管理，吸毒、卖淫嫖娼活动严重，我省艾滋病流行总体呈现低流行态势，因此，亟待采取有效措施，加强我省艾滋病预防与控制工作。

2. 指导原则

（1）认真贯彻落实党中央、国务院关于卫生改革与发展的方针、政策，将预防和控制艾滋病纳入国民经济和社会发展规划，强化预防控制措施，减少艾滋病流行，为实现国民经济和社会发展的总目标做出贡献。

（2）加强领导，督促部门合作，动员全社会参与。完善宣传教育、法制管理、监督监测及医疗咨询服务相结合的综合防治策略。

（3）加强宣传教育，改变人群中危险行为，控制艾滋病病毒经性接触和经共用注射器吸毒途径的传播；规范性病防治管理，落实性病监测和防治的各项措施；严格控制艾滋病病毒经血液、血液制品及医源性传播；营造有利于艾滋病防治的社会环境，减少艾滋病对个人、家庭、社区和社会的影响。

（4）立足我省实际，坚持政府领导、预防为主、实事求是、突出重点、标本兼治、分类指导的原则。在控制上以预防为主，在预防上以健康教育为主，在实施上以经常性工作为主，在研究上以应用研究为主。

3. 总目标

建立政府领导、多部门合作和全社会参与的艾滋病性病预防和控制体系，在全社会普及艾滋病、性病防治知识，控制艾滋病的流行与传播。到 2002 年底，阻断艾滋病病毒经采供血途径的传播，遏制艾滋病病毒在吸毒人群中迅速蔓延的势头，力争把性病的年发病增长幅度控制在 20% 以内。到 2005 年底，将艾滋病病毒感染者和性病发病人数年增长幅度控制在 10% 以内。到 2010 年底，实现性病的年发病率在上述基本上稳中有降，全省艾滋病病毒感染人数年增长幅度进一步降低。

4. 工作目标

(1) 建立健全领导管理体制。

①从 2001 年起，各级人民政府要把预防与控制艾滋病工作纳入当地经济和社会发展规划及精神文明建设规划，建立有政府领导负责和有关部门参加的预防与控制艾滋病的领导组织或协调会议制度。

②从 2001 年起，在流行较重的地区，当地政府和有关部门应有预防与控制艾滋病的年度工作计划，在现有机构的基础上配置必要的部门、专（兼）职人员负责预防与控制艾滋病管理工作。

(2) 全民普及艾滋病、性病防治知识，减少重点人群（吸毒、卖淫嫖娼者等）中的相关危险行为。

①到 2002 年底，全民预防艾滋病、性病知识知晓率在城市达到 60% 以上，在农村达到 30% 以上；在高危人群中达到 70% 以上。

②到 2002 年底，普通高等学校和中等职业学校新生入学预防艾滋病、性病健康教育处方发放率达到 100%；普通中学要将艾滋病、性病预防知识纳入健康教育课程，城市学校健康教育开

课率为100%，县（市、区）以上学校开课率为85%以上，乡（镇）或以下学校开课率为70%以上。

③省及地、市、县的主要报纸、电台、电视台等大众传播媒体应将预防艾滋病、性病宣传教育纳入工作计划，到2002年底以前，做到定期刊播有关预防艾滋病、性病的文字或节目。

④到2002年，在100%的戒毒所、劳教所和80%的监狱中，要开展艾滋病、性病的预防教育。营业性娱乐、服务场所及流动人口聚集的场所和组织出国人员较多的单位要配备有关的宣传资料。

⑤到2005年底，重点地（州、市）要完成一个预防与控制艾滋病、性病健康促进示范区的建设。

（3）建立健全艾滋病、性病监测系统，力争做到准确、及时地分析、预测疫情及流行趋势。建立艾滋病、性病防治服务体系。

①省疾病预防控制中心已建立了规范化的艾滋病确认实验室，到2002年底前，各地（州、市）要建立艾滋病初筛中心实验室，地市以上医疗卫生机构应具有检测艾滋病病毒感染的能力，重点县建立初筛实验室。在全省范围内建成一个高效的艾滋病监测系统。

②到2002年底，全省所有的采供血机构和血液制品生产单位达到艾滋病病毒抗体检测工作规范化管理的要求，建立起有效的质量保证系统和监控机制，完全阻断经采供血途径的传播。

③到2002年，省级和流行严重的地、州、市应在现有医疗机构中确定一所具备为艾滋病病人和艾滋病病毒感染者提供规范化治疗、护理、咨询和预防保健服务能力的医院，同时完成各类医疗卫生人员艾滋病专业知识培训。

④到2002年，85%以上的医疗卫生人员接受过性病专业知识的短期培训，85%的县级以上医疗机构能为性病病人提供规

范的诊断、治疗、咨询等医疗保健服务。

⑤到 2005 年，将性病防治、监测和健康教育纳入社区卫生服务网络。

（4）建立和完善艾滋病、性病防治的有关法律、法规体系。

①到 2004 年，制定和完善预防与控制艾滋病、性病的相关地方法规及规章，明确政府各部门、社会各方面在艾滋病控制中的责任。

②建立和完善各有关法规的执法监督和管理机制。

5. 行动措施

（1）加强领导，实施综合治理。

①各级人民政府要加强对预防与控制艾滋病、性病工作的领导，认真组织落实本规划中提出的各项措施和指标要求。及时了解掌握当地及邻近地区艾滋病、性病疫情动态，制定适合本地情况的防治计划和实施方案，认真组织实施与评估，切实研究解决防治工作中存在的实际困难和问题。

②卫生、宣传、教育、民政、公安和司法等有关部门应制定本部门的行动计划，各司其职，密切配合，实施综合治理。

③防治经费坚持以政府投入为主、分级承担、多渠道筹资的原则，保证规划的顺利实施。各级人民政府要统筹安排落实规划所需经费，设立艾滋病防治专项资金，并根据实际情况逐年增加经费投入。同时，要积极争取社会各界的支持和国际援助，拓宽投资渠道。

④充分发挥社会团体、民间组织和社区在防治艾滋病工作中的作用，鼓励和支持社会团体、民间组织开展对高危人群的宣传教育活动，尽可能为艾滋病病人和艾滋病病毒感染者提供家庭护理、心理咨询等帮助，在关怀患者和减少对其亲属、家庭成员的社会歧视方面发挥特殊作用。

（2）落实规划目标，实行分类指导。

①促进大众传播媒体对预防艾滋病、性病的宣传教育，提高医疗卫生系统艾滋病、性病防治服务能力及严格采供血管理是落实规划近期的主要任务。青年和妇女以及易受艾滋病病毒感染的高危人群为防治工作的重点人群。各地区、各有关部门要在调查研究的基础上，根据本地和相邻地区艾滋病、性病流行与危险因素的情况（如性乱、吸毒人群和流动人口等）以及当地预防、控制、监督和监测能力，明确本地区、本部门开展工作的重点地区、重点人群和优先干预措施。要针对不同类型的地区，实行分类指导。

②在尚未发现艾滋病病毒感染者和性病发病率较低、高危人群数量较少的地区，要提高警惕，建立和完善监测系统，抓紧专业人员培训及预防知识的普及教育。在已发现较多艾滋病病人和艾滋病病毒感染者、性病发病与高危人群数量较多或增加迅速的地区，必须全方位开展工作，全面落实规划的各项防治措施。

③要有高度有效的领导、协调和防治监督管理体制，健全的监测和医疗保健服务系统，尽快普及艾滋病、性病预防知识，把转变人群中高危行为作为防治工作的重点。

（3）加强宣传，增进群众防病意识。

①大众传播媒体及各宣传教育单位有义务承担防治艾滋病、性病的宣传教育任务，特别是覆盖面广、群众喜闻乐见的广播、电视、报刊等媒体应无偿提供宣传服务。要针对不同人群采取经常性和突击性相结合的工作方式，深入开展对一般人群、重点人群和高危人群的各项宣传教育活动。

②各有关部门和社会团体要充分发挥各自的优势，积极承担预防与控制艾滋病、性病的宣传责任，结合本部门的宣传工作，有计划地开展对本系统职工和各类相关人员的预防艾滋病、性病宣传教育活动。

③各类高等和中等职业学校要将预防艾滋病、性病知识列为

学校健康教育或人口与青春期教育的重要内容，向学生讲授预防艾滋病、性病的知识。普通高等学校和中等职业学校应在新生入学体检时，分别向学生发放艾滋病、性病健康教育处方。

④医疗卫生机构、来供血机构、健康教育和计划生育机构要主动开展预防知识宣传和咨询服务，为其他部门和单位开展宣传教育活动提供教材、资料和技术帮助，形成宣传教育的服务网络。

⑤在宣传教育工作中，要坚持正确疏导为主。在广泛宣传艾滋病、性病基本预防知识的同时，进行健康积极的恋爱、婚姻、家庭观念和性道德、性健康教育，把预防的方法交给群众，提高其自我保护意识和能力。对高危人群要加强禁毒禁娼等法制教育，促使其改变不良行为。要积极推广使用避孕套，宣传共用注射器的危害。

（4）依法管理，强化监督监测。

第一条严格执行《中华人民共和国传染病防治法》、《中华人民共和国献血法》等有关法规实行全民无偿献血，进一步加强对采供血机构和血液制品生产单位的治理整顿，严厉打击非法采供血活动，切实落实对供血者、供浆者和血液、血液制品的检测及监测措施，加强对医疗卫生机构控制医源性感染工作的监督检查。对违反有关规定、造成艾滋病病毒经采供血或输血和医源性传播的责任者，要依法严肃处理，追究其刑事责任。

第二条依法对艾滋病、性病疫情进行监测，提高现有艾滋病、性病监测系统工作规范化管理水平，加强质量控制，使其能及时准确地反映疫情变化动态。完善艾滋病、性病医疗保健服务和咨询服务工作。

第三条严格对性病诊疗市场进行治理整顿，提高性病诊疗水平和服务质量，实行保密服务，减轻病人负担。及时总结和推广有效的预防和治疗办法，减少性病的发生与传播。

(5) 健全机构，加强队伍建设。

①充分发挥现有疾病预防控制、卫生检疫、性病防治、采供血和医疗卫生机构的作用，根据实际情况在现有疾病预防控制等机构内部强化艾滋病防治的专业功能，加强技术力量、设施装备，改善工作条件，使之能够承担起艾滋病监测、宣传教育、专业培训和技术指导等工作任务。

②加强省、地、县三级医疗卫生机构和各级采供血机构中的艾滋病病毒检测实验室的建设。有步骤地、科学地增加艾滋病监测哨点，逐步使性病防治、医疗卫生、妇幼保健和计划生育等机构参与和承担相应的艾滋病监测与防治工作。

③要有计划地采取多种方式，加紧对不同层次从事艾滋病和性病防治、科研、宣传教育及管理等工作人员的培训，以提高其对艾滋病和性病诊断、治疗、护理、监测、宣传咨询技术及防治管理的工作水平．逐步建立一支与防治任务相适应的专业队伍。制定鼓励专业人员献身艾滋病防治事业的政策，改进专业人员的工作条件，改善其生活待遇，稳定专业队伍。

(6) 考核与评价

各级人民政府要切实保证规划的顺利实施，定期组织监督检查，除接受国家的综合考核外，实行自查、抽查、中期考评和终期考评等办法，对实施效果进行综合考核评价，督促指导各项规划目标的贯彻实施，并及时根据考评和变化情况调整规划目标及各项策略和措施。各地要逐年度进行自查，做好年度总结，并向当地政府和上级主管部门提交年度报告。省人民政府将不定期对各地区、各部门执行规划的情况进行抽查，将在 2005 年进行规划的中期考评，在 2010 年进行规划的终期考评。具体考核评价方案由有关部门统一制定后下发。

①甘肃省预防与控制艾滋病中长期规划（2001~2010）实施指导意见 甘卫疾控发【2002】533 号

甘肃省人民政府2002年3月11日批转了《甘肃省预防与控制艾滋病中长期规划（2001~2010年）》（甘政发[2002]23号以下简称《规划》）。要求各地、州、市，省政府各部门，结合实际情况落实各项预防控制措施，如期完成《规划》目标和任务。

②为保证《规划》的顺利实施，现制定《甘肃省预防与控制艾滋病中长期规划（2001~2010年）实施指导意见》（以下简称"意见"）。就落实《规划》各项工作目标和行动措施的原则、防治策略与主要措施、各级政府及有关部门的职责和任务、保障机制以及考核评价等方面做了进一步的说明，并就实现2002年近期防治目标提出了较为具体的要求。为各级政府、各部门落实《规划》和制定实施计划，提供策略依据和指导意见。

③甘肃省人民政府办公厅《关于成立甘肃省防治艾滋病工作委员会的通知》

为加强对艾滋病防治工作的领导，动员各方面力量，实现《甘肃省预防与控制艾滋病中长期规划（2001~2010年）》的目标，省政府办公厅于2004年5月21号下发《成立甘肃省防治艾滋病工作委员会的通知》。该通知明确了主要职责为研究制定我省艾滋病防治工作的重大方针、政策和规划；协调解决全省艾滋病防治工作中的重大问题；组织有关单位并动员社会各方面力量积极参与艾滋病防治工作。

④《甘肃省艾滋病综合防治示范区工作指导方案》

为了加强重点地区艾滋病防治工作，落实国务院《中国预防与控制艾滋病中长期规划（1998~2010）》和《中国遏制与防治艾滋病行动计划（2001~2005）》确定的目标和要求，卫生部决定2004年前在全国建立127个艾滋病综合防治示范区（以下简称示范区）。我省敦煌市、凉州区、岷县、广河县、秦城区和清水县被确定为国家艾滋病综合防治示范区，为做好我省示范区工作，在示范区率先落实国家提出的"四免一关怀"等重要政策措施，现根据《全国艾滋病综合防治示范区工作指导方案》，结合我省实际，甘肃省卫生厅 2004 年 5 月 25 日制订下发了《甘肃省艾滋病综合防治示范区工作指导方案》。该方案规定了从 2004 年起，利用 3～5 年时间，通过开展示范区工作，探索符合我省实际的艾滋病综合防治机制,阻止艾滋病进一步传播的总目标和具体目标、围绕预防艾滋病病毒传播这一基本目标，结合本地实际，抓住防治重点，率先落实国家制定的防治政策，探索防治模式，达到保护群众健康，维护社会稳定的目的，要求卫生厅负责示范区工作的总体领导和协调，公安、司法、财政、宣传、广电、计划生育、民政、教育、农业、药监等部门及妇联、共青团等社会团体配合支持。并规定了具体目标为：

在每个示范区 1～2 类重点人群中建立监测点，适时地开展流行病学调查。

提高健康教育水平，示范区群众预防艾滋病知识知晓率达到 75% 以上，其中 14～49 岁妇女及青少年知晓率分别达 85% 以上；高危人群知晓率达到 85% 以上；艾滋病病人及家庭成员预防艾滋病知识知晓率达到 100% 以上。

制定示范区医疗救治方案，使示范区内所有的艾滋病病人有机会得到免费抗病毒治疗和减、免费机会性感染治疗，所有的艾滋病病毒感染者和病人得到规范的诊疗、监护和预防保健服务。

在以生产自救为主的基础上，开展互助互济，使示范区所有的病人能够得到相应救助和关怀帮助；采取收养、寄养等多种方式，使 100% 艾滋病孤儿得到生活救助和免费完成义务教育。

能够为愿意接受检测的高危、脆弱等人群提供免费自愿咨询检测服务。

艾滋病病毒感染者、病人以及配偶人群中安全套使用率达到 100% 以上，其他高危人群达到 70% 以上。

建立性病诊疗服务网络，提供可及、规范的性病诊疗服务。

在以共用注射器吸毒传播严重的地区，至少有一个开展美沙酮替代治疗或针具交换的试点机构。

在各示范区，开展100%母婴传播阻断工作。

阻断经采供血途径传播。

建立符合当地实际的社区预防控制艾滋病的组织形式和管理机制，落实防治措施。

⑤甘肃省卫生厅、财政厅关于印发《甘肃省艾滋病抗病毒治疗和自愿咨询检测办法的通知》

2004年9月，为规范艾滋病免费自愿咨询检测、开展艾滋病及常见机会性感染免、减费药物治疗工作，根据卫生部、财政部《关于印发艾滋病病毒治疗和自愿咨询检测办法的通知》甘肃省卫生厅、财政厅共同制定印发了《甘肃省艾滋病及常见机会性感染免、减费药物治疗管理实施细则（试行）》和《甘肃省艾滋病免费自愿咨询检测管理实施细则（试行）》。该细则规定了自愿咨询检测的免费范围、适用人群、组织管理、治疗和药品的采购与管理、监督与评估等内容。

⑥甘肃省卫生厅《关于在全省医疗机构建立艾滋病咨询检测点的通知》

为贯彻落实《艾滋病防治条例》、《中国遏制与防治艾滋病行动计划（2006~2010年）》和《甘肃省遏制与防治艾滋病行动计划（2006~2010年）》的工作要求，扩大艾滋病检测咨询覆盖面，尽早发现艾滋病病毒感染者和病人，落实"四免一关怀政策"，减少院内感染和职业暴露及职业感染的危险，进一步控制艾滋病的传播和蔓延，根据我省艾滋病流行情况，省卫生厅决定在全省医疗机构建立艾滋病咨询检测点，开展艾滋病咨询检测工作。2010年6月，甘肃省卫生厅下发了《关于规范艾滋病检测点设置的通知》，对艾滋病检测点建设的基本条件和申请验收程序作出明确规定。通知要求，全省县级及以上医疗机构包括中医医院、妇幼保健机构，均要建立艾滋病咨询检测点，由医务人员主动提供艾滋病咨询和检测服务。各乡（镇）中心卫生院及市（州）政府所在地城市社区卫生服务中心要建立艾滋病咨询点，开展艾滋病咨询服务。对需要进行艾滋病病毒抗体检测者，要及时介绍到辖区疾病预防控制机构进行艾滋病病毒抗体检测。

⑦白银市卫生局下发《白银市艾滋病病毒职业暴露应急预案》的通知

为了维护保障医疗卫生工作人员及有关监管人员的职业安全,有效预防工作人员在工作中发生职业暴露感染艾滋病病毒的发生，依据《中华人民共和国传染病防治法》,《医务人员艾滋病病毒职业暴露防护工作指导原则(试行)》及《甘肃省艾滋病病毒职业暴露应急预案》结合我市实际,白银市卫生局 2009 年 10 月 28 日制定下发了《白银市艾滋病病毒职业暴露应急预案》, 该方案规定了适用范围；工作按照"早发现,早报告,早评估,早服药,定期随访"的原则；一旦发现职业暴露,快速反应,做到就地处理和就地阻断的措施；及卫生行政部门、疾病预防控制机构、医疗机构、公安,司法部门的机构职责；储备点的建立和药物供应与管理；艾滋病病毒职业暴露的评估、暴露后预防处理的方法；登记和报告；咨询,随访；督导及保密等相关内容。

第十七章　世界艾滋病日的来历及红丝带的象征意义

第一节　世界艾滋病日的来历

为了提高公众对艾滋病危害的认识，更有效地唤醒人们采取措施预防艾滋病的传播和蔓延，世界卫生组织 1988 年 1 月确定每年的 12 月 1 日为世界艾滋病日（World Aids Day），号召世界各国在这一天举办各种活动，宣传和普及预防艾滋病的知识，自 1981 年世界第一例艾滋病病毒感染者发现至今，短短 30 年间，艾滋病在全球肆虐流行，已成为重大的公共卫生问题和社会问题，引起世界卫生组织及各国政府的高度重视。为号召全世界人民行动起来，团结一致共同对抗艾滋病，1988 年 1 月，世界卫生组织在伦敦召开了一个有 100 多个国家参加的"全球预防艾滋病"部长级高级会议，会上宣布每年的 12 月 1 日为"世界艾滋病日"；1996 年 1 月，联合国艾滋病规划署（UNAIDS）在日内瓦成立；1997 年联合国艾滋病规划署将"世界艾滋病日"更名为"世界艾滋病防治宣传运动"，使艾滋病防治宣传贯穿全年。

"世界艾滋病日"的目的有：

第一，让人们都知道艾滋病在全球范围内是能够加以控制的；

第二，让大家都知道，防治艾滋病很重要的一条就是每个人都要对自己的行为负责；

第三，通过"世界艾滋病日"的宣传，唤起人们对艾滋病病毒感染者的同情和理解，因为他们的身心已饱受疾病的折磨，况且有一些艾滋病病毒感染者可能是被动的、无辜的；

第四，是希望大家支持各自国家制定的防治艾滋病的规划，以唤起全球人民共同行动起来支持这方面的工作。

第二节 世界艾滋病大会

世界艾滋病大会是目前全球规模最大的有关艾滋病的会议，由国际艾滋病学会组织召开。1985 年，首届世界艾滋病大会在美国亚特兰大召开。起初大会每年举行一次，从 1994 年起改为每两年举行一次。历届大会关注的议题主要包括全球艾滋病的扩散情况、艾滋病引发的各种问题、艾滋病防控工作的进展、艾滋病科研领域的新成果、艾滋病疫苗和新药的研制等。目前已召开了 18 届，第十九届世界艾滋病大会将于 2012 年 7 月在美国的华盛顿召开。

21 世纪以来，世界艾滋病大会共举行过 5 届。2004 年在泰国曼谷召开的艾滋病大会发表《曼谷领导声明》，承诺支持有关政策和立法，在保障预防和医护工作方面加大力度。2006 年在加拿大多伦多举行的第 16 届世界艾滋病大会发布了新药研制、预防进展等开创性成果。2008 年在墨西哥首都墨西哥城召开的艾滋病大会呼吁各国、特别是发达国家投入更多资金，共同应对艾滋病威胁。

美国 1981 年发现世界首例艾滋病病例后，艾滋病病毒在全球的传播速度惊人，引起人们对这一"世纪瘟疫"的高度关注。世界艾滋病大会举办伊始，就得到了世界各地专家学者、医务工作者、政府官员和社会人士的积极响应和参与。与会代表认为，艾滋病的产生和蔓延与经济落后、贫困愚昧等社会现象密切相连，国际社会应从政治、经济、社会等不同角度来看待和处理这一严重威胁人类生存的问题。他们呼吁国际社会应充分认识艾滋病的严重后果，积极采取切实可行的措施以消除贫困、加大研发艾滋病疫苗力度、增加科研投入及加强公共卫生教育等，遏制艾滋病的蔓延。

经过国际社会多年不懈的努力，人类在防控艾滋病方面已经取得进展。全球艾滋病病毒感染者人数的增长速度在 20 世纪 90 年代达到顶峰后，逐渐趋于稳定，艾滋病致死人数也从 2005 年开始减少，并呈逐年下降趋势。由于越来越多的艾滋病病毒感染者获得药物治疗，目前世界艾滋病病毒感染率已经下降了 10%。

艾滋病虽然在全球范围内得到一定程度的控制，但根治艾滋病仍然是一项艰巨的任务。目前，一些国家的艾滋病病毒感染率仍在不断上升，能够获得治疗机会的艾滋病患者数量有限，全球防治艾滋病的资金投入状况也不尽如人意。

第三节　　为什么要成立世界艾滋病日？

成立世界艾滋病日的目的有四个方面：

（1）让人们都知道艾滋病在全球范围内是能够加以控制和预防的；

（2）让大家都知道，防治艾滋病很重要的一条就是每个人都要对自己的行为负责；

（3）通过艾滋病日的宣传，唤起人们对艾滋病病毒感染者的同情和理解，因为他们的身心已饱受疾病的折磨，况且有一些艾滋病病毒感染者 / 病人可能是被动的、无辜的；

（4）是希望大家支持各自国家制定的防治艾滋病的规划，以唤起全球人民共同行动起来支持这方面的工作。

第四节　历年艾滋病宣传日的主题

1988 年"全球共讨，征服有期"

主题目的是要求世界各国广泛开展预防艾滋病的教育活动，使人人都了解艾滋病的严重危害和掌握预防艾滋病的知识。最大限度地动员社会公众人人参与预防艾滋病活动，以争取最后终止艾滋病流行

1989 年"我们的生活，我们的世界——让我们相互关照"

1990 年"妇女和艾滋病"

这个主题要求从国家这个高度，引起全世界对妇女这些特殊问题的重视，同时也突出了妇女参与全球与艾滋病作斗争活动的必要性。

1991 年"共同迎接艾滋病的挑战"

这个主题的目的在于呼吁各国政府都要行动起来承担预防和控制艾滋病的责任。

1992 年"预防艾滋病，全社会的责任"

这个主题要求以社区为中心做好预防和控制艾滋病的工作，人人都要参与预防艾滋病活动，而不应将此看做仅仅是卫生部门和医务人员的任务。

1993 年"时不我待，行动起来"

1994 年"家庭与艾滋病"

家庭是社会的细胞，要是每个家庭都能做好预防工作，就可以最大限度地限制艾滋病的流行。

1995 年"共享权益，同担责任"

在防治艾滋病的斗争中，提出这个口号是为了要使每一个国家和每一个人都能分享防治艾滋病的物质和信息资源，有权获取防治艾滋病的知识，有权得到物质帮助；同时，也有责任承担相

关的义务，把本国的、本机构的物资和信息资源提供给其他国家和机构分享。

1996 年"同一世界，同一希望"

这一主题的意思是共同努力防止艾滋病的传播，建立一个全球性的、向所有其生命受到艾滋病流行侵害的人提供关怀和支持的社会。为了更深入、更持久地在全球开展与艾滋病的斗争，联合国艾滋病规划署决定从 1997 年开始，将每年 12 月 1 日世界艾滋病日改为世界艾滋病运动。此举的目的在于，在推广和规划两个方面取得更实际的成果，最大限度地利用现有资源，确保成本的效益，并扩大在全世界动员工作的范围和影响。

1997 年"艾滋病与儿童"

此主题的中心是，年龄在 18 岁以下的人正生活在一个有艾滋病存在的世界中，他们正在对付的不仅是一些长期存在的问题和正在暴露于艾滋病流行的问题，他们还要对付由这次流行所导致的问题和直到现在还是成人所面临的问题。

1998 年"青少年——迎战艾滋病的生力军"

这次运动的目的是动员青少年努力减少艾滋病的传播，并加强对那些受到艾滋病传染和影响的青少年的支持，促进和保护他们的人权。

1999 年"倾听、学习、尊重"

在艾滋病预防与控制活动中，应倾听儿童和青少年的心声并尊重他们的想法，共同讨论涉及他们的各种问题，包括性与艾滋病。提倡相互学习，开展成人与儿童/青少年、青少年间、成人之间和艾滋病病毒感染者与非感染者之间的相互学习和交流。通过相互学习和交流，消除对艾滋病病人和感染者的歧视，并懂得如何避免感染艾滋病毒和珍爱生命，动员青少年参与到支持艾滋病预防和控制的活动中去。

2000 年"男士责无旁贷"

旨在动员男性在艾滋病防治运动中承担更大的责任和发挥更大的作用,目的是提高男性的警醒意识和突出他们在控制艾滋病传播中的作用,鼓励男性与艾滋病作斗争将成为最可靠的控制艾滋病流行的方法之一。

2001 年"你我同参与"

2002 年"相互关爱,共享生命"

2003 年"相互关爱,共享生命"

2004 年"关注妇女,抗击艾滋"

2005 年"遏制艾滋,履行承诺"

世界艾滋病运动(WAC)选择"遏制艾滋、信守承诺"为其2005 到 2010 年的主题。

2006 年"遏制艾滋,履行承诺"

联合国艾滋病规划署确定今年世界艾滋病的宣传主题仍然是"遏制艾滋,履行承诺"。主题强调了政府和社会各界共同承诺、共同参与,号召社会的各个方面都要行动起来,恪尽职守、履行承诺。

2007 年"遏制艾滋,履行承诺"

宣传主题仍然是遏制艾滋,履行承诺。艾滋病的英文全称是即 "获得性免疫系统缺乏综合征",简写就是人们所熟悉的"Aids"。这个简称的字面意义就是"援助"的意思。

2008 年"全民动员"

这一主题将继续通过世界艾滋病日运动的口号"遏制艾滋,履行承诺"加以推广。

2009 年"普遍可及和人权"

2010 年"遏制艾滋履行承诺"

第五节　红丝带

"红丝带"作为一种标志，它象征着我们对艾滋病患者和感染者的关心和支持，象征着我们对生命的热爱和对平等的渴望，象征着我们要用"心"来参与预防艾滋病的工作。它是对 HIV 感染者和艾滋病认识的一种符号，1991 年在美国纽约第一次出现。它代表了关心，这一标志被越来越多的人佩戴，用来表示他们对 HIV 和艾滋病的关心，关心那些活着的 HIV 感染者以及那些死去的病人，关心那些受艾滋病影响的人。红丝带愿意成为一种希望的象征，象征疫苗的研究和治疗感染者的成功，象征 HIV 感染者生活质量的提高。红丝带代表着一种支持，支持 HIV 感染者，支持对未感染者的继续教育，支持尽全力去寻找有效的治疗方法和疫苗，支持那些因艾滋病失去至亲至爱的人。

1. 红丝带的由来

20 世纪 80 年代末，人们视艾滋病为一种可怕的疾病，艾滋病患者因此而受到歧视。

1991 年，以纽约画家帕特里克和摄影家艾伦为首的 15 名艺术家成立了一个叫做"视觉艾滋病"的组织，希望创造一种视觉象征，以示对艾滋病患者的同情。组织内所有成员都是患有艾滋病的同性恋者。当时的美国社会对艾滋病患者漠不关心，甚至心怀恐惧。然而就是这样一些人大声疾呼，让整个美国社会无法忽视艾滋病。当时正值海湾战争期间，美国许多小镇的居民喜欢悬挂或佩带丝带以表示对远在海湾地区美国士兵的支持。艺术家们从中获得灵感，选择了代表生机、激情和鲜红的红色作为丝带的颜色。这些艺术家用红丝带来默默悼念身边死于艾滋病的同伴们，倡导尊重艾滋病患者人权，推广预防艾滋病的社会公益活动。

那时，该年度世界著名的大型戏剧和音乐剧大奖"托尼奖"颁奖仪式即将在百老汇举行。"视觉艾滋病"艺术家们制作了3000个红丝带，通过帕特里克在百老汇的朋友，把红丝带散发给明星与观众，呼吁关注艾滋病患者。这一举动引起巨大轰动，百老汇剧院里几乎所有拿到红丝带的人都将其佩戴，红丝带很快向全世界流传开来。此后几年的奥斯卡和"托尼奖"颁奖典礼上，所有明星几乎都戴着这个标志。

2. 红丝带的发展

在此后的一次世界艾滋病大会上，艾滋病病毒感染者和艾滋病病人齐声呼吁人们的理解，一条长长的红丝带被抛向会场上空，支持者们将红丝带剪成小段，并用别针将折叠好的红丝带别在胸前。红丝带从此成为艾滋病防治的象征，它象征着对艾滋病病毒感染者和艾滋病病人的关心与支持，象征着对生命的热爱和对平等的渴望，象征着要用"心"来参与艾滋病防治工作。

"视觉艾滋病"组织没有因为红丝带挣一分钱。帕特里克等人从没有把它当做敛财工具，也根本没想过为其注册商标。艾伦则说："我从来没有想到过它会这么流行，我们当时根本就没有考虑到这些。"

如今的帕特里克因患艾滋病而憔悴不堪，他回忆说，"那么多有才华的年轻人都死了，如今我20来岁时认识的朋友只有一个还活着"。他表示愿意放弃作为红丝带发明人享有的知名度，愿意放弃一切，只要他能抗过体内的艾滋病病毒。

后来，许多关注艾滋病的爱心组织、医疗机构、咨询电话纷纷以"红丝带"命名。红丝带逐渐成为呼唤全社会关注艾滋病的防治问题，理解、关爱艾滋病病毒感染者及艾滋病病人的国际性标志。在第一届中国艾滋病性病防治大会等会议、活动现场，都有工作人员发送红丝带。我国为世界艾滋病日举办的大型公益文艺晚会，也命名为《飘动的红丝带》。

3. 红丝带标志的意义

红丝带像一条纽带，将世界人民紧紧联系在一起，共同抗击艾滋病，它象征着我们对艾滋病病人和感染者的关心与支持；象征着我们对生命的热爱和对和平的渴望；象征着我们要用"心"来参与预防艾滋病的工作。红丝带是全世界关心艾滋病患者行动的标志，它鼓励我们大家伸出友爱、关怀之手，来帮助那些深受艾滋病病毒折磨的人。红丝带象征着希望，希望艾滋病在将来有结束的一天，希望受难的朋友能痊愈，希望整个社会的压力得以缓解。

别上红丝带的胸章，代表为一起战胜艾滋病而努力。"红丝带"表露着对艾滋病患者、感染者及照顾者的关怀与接纳，以及对艾滋病卫生教育、治疗方法和疾病研究的支持。

4. 中国社会组织

中国艾滋病性病防治协会（协会）成立于 1993 年 11 月 30 日，属国家级社会团体，卫生部主管，挂靠在中国疾病预防控制中心。协会的宗旨是团结和动员广大性病艾滋病防治工作者及社会各界热心人士，在国家有关法律法规的规范内，积极参与我国的性病艾滋病防治工作，为保障人民身体健康和加强精神文明和物质文明建设服务。协会办事机构为秘书处，下设综合部、外联部、培训班和编辑部。协会设有四个分支机构，即关怀与治疗工作委员会、健康教育与大众传媒工作委员会、志愿者工作委员会和艾滋病工作网络工作委员会。多年来，协会配合政府各个时期艾滋病防治的中心工作，围绕宣传教育、行为干预、技术培训和关爱护理等方面开展了大量形式多样的活动，为我国艾滋病性病防治工作做出了积极的贡献，同时也扩大了协会在艾滋病防治领域的影响，使之逐步成为国内非政府组织（NGO）从事艾滋病工作的牵头单位。

5. 中华红丝带

中华红丝带（CRR）起源于 2002 年开始的艾滋孤儿救助论坛，由各地爱心人士自愿发起，于 2004 年筹备，2005 年初正式成立，作为一个以自愿、平等的方式结合起来的非政府、非宗教的民间公益组织，中华红丝带致力于网络社会和现实社会的互动，倡导公民意识，推广社会服务理念，使更多公众认识艾滋病及艾滋孤儿救助工作，鼓励并创造机会让更多的人投入、参与社会服务和社会发展工作。中华红丝带的目的：防治艾滋病、救助艾滋孤儿！主张力所能及的事情。一方面为艾滋孤儿寻求、调动和整合社会各界热心人士在自愿前提下的帮助，另一方面为所有愿意为预防艾滋及救助艾滋孤儿事业出力的志愿者提供一个交流的平台。为实现预防艾滋、救助艾滋孤儿的目的欢迎一切有效的合作方式。中华红丝带的基本宗旨：一个社会爱与救助的能力，和对弱势群体的关怀与尊重，是社会发展文明程度的重要表现。而爱与救助的能力，取决于认知与行动，只有当意识到自己是社会的一份子，社会的发展，困境人群的不幸，都与己密切相关，那些由社会不平衡发展所带来的贫困问题、不公平问题才有可能从根本上改变，也只有在每个人视自己为公民，愿意维护自己和他人的权利、尊严、价值，愿意为此承担相应的责任并积极的行动，爱与救助的能力才能得到滋长和发育。志愿精神和高度的社会责任感是民间公益组织存在的根本，让公众参与到具体的社会工作中，通过实践来促使反思高消费、经济至上的主流价值观问题，让爱与救助的能力得到充分的发育和增长，才可以不只是凭着个人的热情，而是能够形成更强大的力量，借助社会的体制和机制，帮助那些处于弱势边缘的人们得到应有的权利和幸福。

参考文献

1. 刘惠,杨凭,王晓春等.艾滋病自愿咨询检测工作手册【M】. 人民卫生出版社

2.将岩，汪宁，李敬云等.全国艾滋病检测技术规范【M】. (2009 修订版)

3.卫生部，世界卫生组织.联合国艾滋病规划署 2011 年中国 艾滋病疫情估计【M】. 中国疾病预防控制中心性艾中心网

4.何景琳，黄晓玲，许文青等.预防艾滋病、拒绝毒品生活 技能教育指南【M】

5.张志宏，曹小明等.性教育对青少年性知识水平的影响 【J】.中国计划生育学杂志 2003， （10）：599~603

6.李鹏飞，张梅光.青少年性知识普及情况调查【J】.浙江预 防医学，2011，17~20

7.世界卫生组织生殖健康和研究部.促进青少年性与生殖健康 双年度报告 2004~2005【R】.2006，2~32

8.李文虎，雷良忻，黄海等.青少年学生性心理、性心理发展 现状研究【J】.心理学探析 2003（23）

9.费孝通.乡土中国，生育制度【M】.北京大学出版社， 1998，216~217

10.张继伟.论黄色文化与青少年性犯罪【J】.北京人民警察学 院学报，2005（1）：75

11.王大为.对一个少年犯罪团伙的调查与思考【J】.公安大 学学报 2002（3）：91

12.严励等.犯罪文化学【M】.北京中国人民公安大学出版 社，1996，914

13.骆伯魏，高亚兵，叶丽红等.青少年学生性心理、性生理

发展现状研究【J】.中国心理卫生杂志，2002（2）

14.王福忠.青少年性教育研究及展望【J】.太原师范学院学报，2011，142~144

15.冯健，罗海燕.留守儿童教育的再思考【J】.广东教育学院学报，2005（2），39~41

16.王进鑫.青春期留守儿童性安全问题研究【J】.当代青年研究，2009（3）

17.胡红，陈磊，长春.校外青少年的艾滋病高危行为及其社会影响因素【J】.疾病控制杂志 2007,11（4）：333~335

18.王爱华.青少年性知识、性道德、性法律教育之我见【J】.山西青年管理干部学院学报，1996，（3）47~49

19.黄敬亨.健康教育学（第二版）【M】.科学出版社

20.李本富.医学伦理学【M】.科学出版社

21.叶奕乾.心理学【M】.中国广播电视大学出版社

22.王陇德，王水清.艾滋病防治条例释义【M】.中国法制出版社

23.教育部体育卫生与艺术司、卫生部疾病控制司.艾滋病离你远吗——青少年预防艾滋病性病读本【M】.华龄出版社

24.王陇德.预防控制艾滋病党政干部读本【M】.人民卫生出版社

25.中国疾病预防控制中心性病艾滋病预防控制中心.全国艾滋病哨点监测实施方案（试行）操作手册【M】.2011

26.王千秋.性病防治培训手册诊断与治疗【M】.人民卫生出版社

27.龚向东.性病防治培训手册疫情监测【J】.人民卫生出版社

28.方妙，王健.健康大使 - 小学生健康教育读本【M】.世界宣明会 - 中国

29.曹晓斌，庞琳，吴尊友.艾滋病相关歧视产生的原因、表

现形式及消除策略【J】.中国艾滋病性病，2005，11（3）：235~236

30.刚玉君，刘淑华.村民对 HIV 感染者及艾滋病患者的歧视现象的探讨【J】.中国性病艾滋病防治，2000,6（4）：246~247

31.徐钟渭，谭永达.我国艾滋病病人／感染者的关怀及消除歧视【J】.浙江预防医学，2003,15（7）：52~54

32.中国疾病预防控制中心性病艾滋病预防控制中心.男男性行为人群艾滋病高危行为干预工作指南（试用本）.2007,9

33.卫生部，国家计委，科技部等.中国预防与控制艾滋病中长期规划（1998~2010）【S】.北京：中华人民共和国卫生部，1998

34.王若涛，张有春.艾滋病引起的社会学问题【J】.中国党政干部论坛，2003,3:32~36

35.袁亚愚.普通社会学教程【M】.成都：四川人民出版社，1997

36.王英，龙秋霞.艾滋病流行影响因素的社会性别分析【J】.中国公共卫生，2004,20（9）：1073~1074

37.潘绥铭.艾滋病研究给社会学提出的新问题【J】.社会学研究，2001,4:25~26

38.袁建华，刘康迈，徐熙阳等.艾滋病对我国社会经济的影响【J】.科学决策，2009,3:1~17

39.孙刚.全球艾滋病流行情况及非政府组织和群团对艾滋病防治工作的参与【G】//清华大学.第三届非政府组织预防控制性病艾滋病联席工作会议资料汇编.北京：清华大学出版社，2003

40.世界银行.正视艾滋病：战胜这场全球艾滋病的公共政策重点【M】.牛津：牛津大学出版社，2003

41.王陇德.中国艾滋病防治典型经验集【M】.北京：人民卫

生出版社，2006

42.翁乃群.艾滋病的社会文化建构【G】// 清华大学.清华—哈佛医学人类学研讨会论文汇编.北京：清华大学，2002

43.张有春.人类学与公共卫生：理论与实践【J】.广西民族大学学报，2007,1:48~57

44.孙江平，廖苏苏，傅继华等.艾滋病自愿咨询检测培训教程【M】.北京：新星出版社，2005

45.王陇德.中国艾滋病流行与控制【M】.北京：北京出版社，2006

46.朱大年.生理学【J】.湖南：湖南科学技术出版社，2006

47.郑锡文，王哲，徐杰等.中国某县有偿献血员艾滋病病毒感染流行病学研究【J】.中华流行病学杂志，2000,4:253~255

48.吕繁，傅继华，张睿孚.艾滋病疫情与流动人口分析【J】.传染病信息，2006,19:259~261

49.李爱兰，刘肇瑞，黄涛等.北京市大学生性健康／生殖健康教育需求的定性研究【J】.中国公共卫生.2000.16（10）：949~951

50.卢伟，朱继英.再谈青少年性教育【J】.中国学校卫生，2000.21（2）：108~109

51.李燕琴，郑全庆，路平，王璐，李学成等.青少年性知识态度和行为的性别差异【J】.实用预防医学，2002,9（1）：001~003

52.古晓.探索建立有中国特色的青春期性健康教育体系【J】.中国性科学，2006,15（4）：32~35

53.潘绥铭.中国当代大学生的性观念和性行为【M】.北京：商务印书馆，2000:249~250

54.张孔来，夏冬艳.艾滋病形式与进展【J】.生殖医学杂志，2001，10（1）3

55.郑大昂.早恋宜疏不宜堵【J】.中国教育研究与创新杂志 2005,11:80~81

56.薛志成.青少年早恋的社会心理干预【J】.心理世界, 2006,11

57.龚向前.传染病全球化与全球卫生治理【J】.国际观察, 2006,3:24~29

58.范培昌，赵实.给治愈艾滋病带来希望的鸡尾酒疗法【J】. 生物学教学，1997,1（5）1~3

59.孙江平，沈洁.知识、承诺与行动——第 14 届艾滋病大会 小记【J】.中国性病艾滋病防治，2002,4（8）：195~196

60.黎作恒.艾滋病立法与国际人权保障【J】.西南政法大学学 报，2005,7（3）：30~38

61.汪宁.艾滋病在中国和全球的流行现状及面临的挑战【J】. 科技导报，2005,7（23）：4~8

62.张晓燕，师伟.艾滋病特定高危人群的研究【M】.杭州： 浙江大学出版社，2007

63.安春英.乌干达：艾滋病与减贫【J】.亚非纵横，2005,4: 66~70

64.邱仁宗.艾滋病、性和伦理学【M】.北京：首都医科大学 出版社，1997

65.邱仁宗.她们在黑暗中【M】.北京：中国社会科学出版 社，2001

66.张孔来.艾滋病【M】.北京：中国协和医科大学出版社， 2001

67.邱仁宗.公共卫生伦理学刍议【J】.中国医学伦理学， 2006,1:4~9

68.翟晓梅，邱仁宗.生命伦理学导论【M】.北京：清华大学 出版社，2005

69.汪媛，张孔来.医疗服务过程中艾滋病相关的耻辱与歧视【J】.生殖医学杂志，2006,1（15）：67~70

70.杨翌，张孔来，李泽荣等.艾滋病病毒感染者生活质量与相关耻辱的关系【J】.中国公共卫生，2005,21（6）：675~676

71.杨翌，张孔来，李泽荣等.艾滋病病毒感染者和病人告知情况分析【J】.疾病控制杂志，2005,9（3）：202~204

72.张孔来，左群.商业性行为与艾滋病的传播【J】.基础医学与临床，2001,21(1):19~23

73.杨翌，张孔来，王克荣等.HIV感染者/AIDS病人生活质量及其影响因素研究【J】.中国艾滋病性病，2005,11（4）：244~246

74.中华医学会.艾滋病诊疗指南【J】.中华传染病杂志.2006,24（2）：133~144

75.吴文旺，夏福明.结核病与艾滋病双重感染【J】.中国国境卫生检疫杂志，2005,28:342~343

76.黄炳山.中医治疗艾滋病【M】.哈尔滨：黑龙江科学技术出版社，1990:25

77.中国疾病预防控制中心.艾滋病临床治疗与护理【M】.北京：北京大学医学出版社，2003,93~98

78.曾毅.艾滋病和艾滋病病毒的发现及其起源【J】.中国性病艾滋病，2000,6（1）：55~57

79.曾庆平.人类艾滋病【M】.北京：人民卫生出版社，2001

80.李培林.现代社会学文库【M】.北京：社会科学出版社，1999

81.袁亚愚.普通社会学教程【M】.四川人民出版社，1997